JN029213

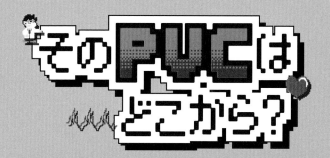

そのPVCはどこから？

-12誘導心電図からのアプローチ-

監修 EP 大学

編著 小竹康仁 Westmead hospital, University of Sydney
永嶋孝一 日本大学医学部 内科系循環器内科学分野 准教授

中外医学社

●執筆者 （執筆順）

永 嶋 孝 一　日本大学医学部 内科系循環器内科学分野 准教授

小 竹 康 仁　Westmead hospital, University of Sydney

岸 原　　淳　北里大学医学部 循環器内科学 診療講師

西 村 卓 郎　東京医科歯科大学 循環器内科

河 村 岩 成　Department of Cardiology, Icahn School of Medicine at Mount Sinai

松 永 泰 治　大阪労災病院 循環器内科 医長

林　　達 哉　自治医科大学附属さいたま医療センター 循環器内科 講師

序文

　1枚の12誘導心電図に心室性期外収縮（PVC）が記録されたとき，どこまでそのPVCの起源を推定できるのでしょうか？　心電図から不整脈の起源を詳細に同定することは，日常診療における病態の理解や治療方針の決定のみならず，近年ではカテーテルアブレーションの術前に「ターゲットとする不整脈」の起源を予め評価するためにもとても重要です．

　PVCの起源推定において，これまでに実に多くのアルゴリズムが報告されていますが，それらは体系化されることなく，またときには先輩から後輩へ耳学問で受け継がれているのが現状だと思います．そのような場合，背景にあるエビデンスが軽視されがちであり，しばしば明確な根拠のないアルゴリズムすら散見されます．心電図の診断アルゴリズムには根拠となるデータがあって初めてその意味するところが理解され，臨床で活用できるものとなります．また医療者それぞれが異なる診断アルゴリズムを使用していると，しばしば医療者のなかでお互いの考えを共有し合うことが難しくなります．

　先人たちが築き上げてきたこの心電図アルゴリズムは世界共通の知識ですが，この分野は我々日本人の業績，貢献もとても大きい分野です．このようなエビデンスをしっかり理解することで，世界の舞台でも自信を持って議論することができる医療人になると思います．

　本書はその道のスペシャリストであられる先生方から，エビデンスに基づいた12誘導心電図からのPVC起源推定について解説を頂きました．執筆に当たってはエビデンスに基づき，かつできるだけ平たい言葉での解説をお願いしました．一つ一つの心電図アルゴリズムに先人たちの歴史や情熱を感じながら，本書が現在第一線で活躍されている医師，コメディカルスタッフ，また心電図に興味を持って頂けるすべての皆様のPVC理解の一助となれば幸いです．

　最後になりましたが，本書を刊行するに当たり，私の企画意図を理解し協力してくださったEP大学学長の永嶋孝一先生はじめ，共著の先生方にこの場を借りて深く御礼申し上げます．

2022年8月

小竹 康仁

目 次

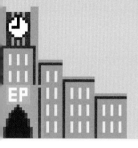

総論
12誘導心電図とPVC起源推定の基本ルール

KEY POINT

① 12誘導心電図から，三次元的に心室期外収縮（PVC）の起源を推定しましょう．
② II, III, aVF 誘導から，起源の上下方向を推定します．
③ V₁₋₂ 誘導から，起源の前後方向を推定します．
④ V₅₋₆ 誘導から，起源の心基部 - 心尖部方向を推定します．

本書を手に取られた方の多くは，不整脈診療にあたっている，もしくはアブレーションに携われている方かと思います．心室期外収縮（premature ventricular contraction: PVC）もしくは心室頻拍の 12 誘導心電図を詳細に検討し，起源を推定して治療戦略を立てることは，アブレーションの成功率の向上と合併症の軽減に非常に重要です．また，PVC の起源を推定することで，潜在的な器質的心疾患を鑑別するのにも有効です．この総論では，12誘導心電図からPVCの起源を推定するために必要な基本ルールをしっかりと身につけましょう．

1 | 12誘導心電図の基本ルールを覚えましょう 図1

12誘導心電図のある誘導に対して，心室興奮が近づいてくる場合，その誘導では陽性波として記録され，これをR波と呼びます．反対に，心室興奮がその誘導から遠ざかる場合，陰性波として記録され，これをS波（もしくはQS波）と呼びます．そのため，ある誘導に対し，PVCの起源が最も遠位であった場合，心室興奮はその誘導に近づく成分のみとなるため，大きなR波となります．逆に起源がその誘導直下であった場合，心室興奮はその誘導から遠ざかる成分のみとなり，QSになります．また，起源がその中間であった場合，その誘導へ向かうR波成分と遠ざかるS波成分が混在する波形となり，起源がその誘導に近くなればなるほどR波＜S波となり，逆に遠ければ遠いほどR波＞S波となります．このR波と

心電図

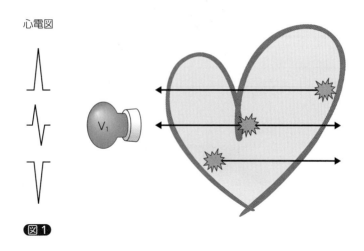

図1

S波の割合から，PVC の起源推定を微調整することになりますので，この概念は
しっかり身につけておきましょう．

2 | PVC の起源を推定しましょう

PVC の起源は，三次元座標軸（x, y, z 軸）から座標を決めるように，推定し
ていくのがポイントです．各座標軸を説明する前に，まず前方から見た心臓の模型
を **図2** に示します．ここで注意すべきポイントは，右室（right ventricle: RV）
は"右前方"に，左室（left ventricle: LV）は"左後方"に位置しているというこ
とです．

この心室の位置関係を踏まえた上で，三次元的に推定するには 3 つの軸が必要と
なります．具体的には，上下方向の軸に II，III，aVF 誘導 **図2A赤**，前後方向の
軸に V_{1-2} 誘導 **図2A黒**，そして心基部 - 心尖部方向の軸に V_{5-6} **図2A茶** を用
います．

A 上下方向：II，III，aVF 誘導 **図2B**

まず II，III，aVF 誘導を見て，上下方向を推定します．これらの誘導は，"下か
ら見た誘導"であることに注意してください．つまり，起源が心室の上部（流出路）
であれば，心臓の興奮は II，III，aVF 誘導へ近づく（下方へ向かう）ため，大き
な R 波となります．逆に下壁起源であれば，心室の興奮は II，III，aVF 誘導から
遠ざかる（上方へ向かう）ため，QS 波となります．また，R 波と S 波が混在して

JCOPY 498-13712

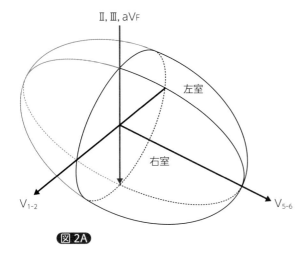

II, III, aV_F

左室

右室

V₁₋₂

V₅₋₆

図 2A

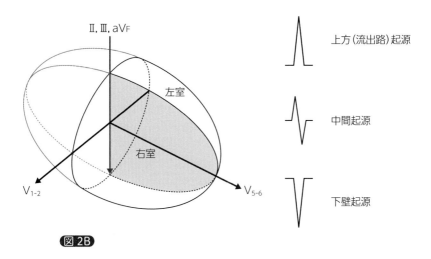

II, III, aV_F

左室

右室

V₁₋₂

V₅₋₆

上方（流出路）起源

中間起源

下壁起源

図 2B

いれば，起源はその中間であることが推定され，R 波と S 波の割合を見て，やや
上方（R＞S）や，やや下方（R＜S）というように微調整していきます．

B 前後方向：V₁₋₂ 誘導 図2C

　続いて V₁₋₂ 誘導を見て，前後方向を推定します．RV は右前方，LV は左後方に
位置することから，この前後方向の推定は，前方であれば RV，後方であれば LV

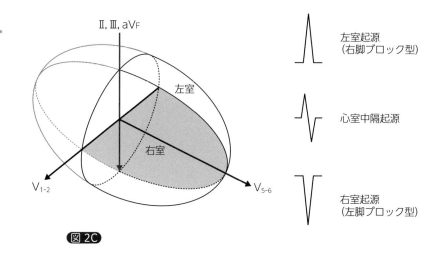

Ⅱ, Ⅲ, aVF

左室

右室

V_{1-2}

V_{5-6}

左室起源
（右脚ブロック型）

心室中隔起源

右室起源
（左脚ブロック型）

図2C

と言い換えることができます．LV 起源であれば，心臓の興奮は V_{1-2} 誘導へ近づく（前方へ向かう）ため，大きな R 波となります．逆に RV 起源であれば，心室の興奮は V_{1-2} 誘導から遠ざかる（後方へ向かう）ため，QS 波となります．この QRS 波の形をそれぞれ便宜上，右脚ブロック型，左脚ブロック型と呼ぶことが慣習となっていますが，実際の脚ブロックの機序とは異なるため，注意が必要です．また，R 波と S 波が混在していれば，起源はその中間である心室中隔付近であることが推定されます．

C 心基部 – 心尖部方向：V_{5-6} 誘導 図2D

最後に V_{5-6} 誘導を見て，心基部 – 心尖部方向を推定します．V_{5-6} 誘導は心尖部誘導とも呼ばれ，心基部起源であれば，心臓の興奮は V_{5-6} 誘導へ近づく（心尖部方向へ向かう）ため，大きな R 波となります．逆に心尖部起源であれば，心室の興奮は V_{5-6} 誘導から遠ざかる（心基部方向へ向かう）ため，QS 波となります．また，R 波と S 波が混在していれば，起源はその中間であることが推定され，R 波と S 波の割合を見て，やや心基部（R ＞ S）や，やや心尖部（R ＜ S）というように微調整していきます．

3 PVC 起源推定の練習

さて，上記の方法を使って，PVC の起源推定の練習をしてみましょう．

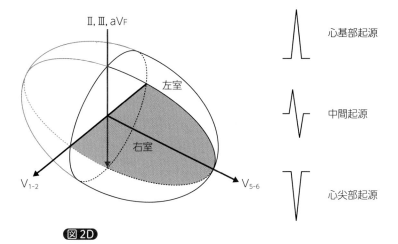

II, III, aVF

左室

右室

V₁₋₂

V₅₋₆

心基部起源

中間起源

心尖部起源

図2D

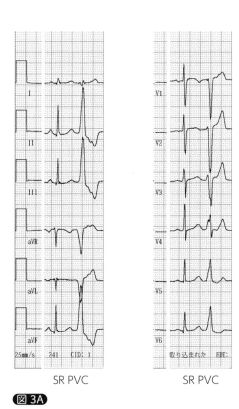

SR PVC

SR PVC

図3A

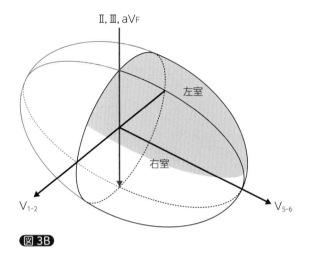

図3B

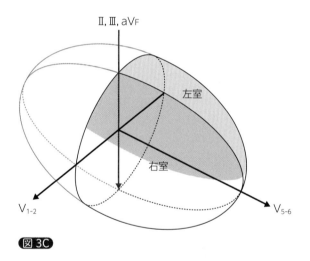

図3C

　まず **図3A** のPVCを見てみてください．上記の **A**～**C** の手順で推定していきましょう．まず，II，III，aVF 誘導で大きなR波が見られ，上方（流出路）起源 **図3B赤** であることがわかります．続いて，V₁₋₂ 誘導ではQS波であり，前方（右室）起源 **図3C黒** であることがわかります．最後にV₅₋₆ 誘導で大きなR波が見られ，心基部起源 **図3D茶** であることがわかります．この3色すべてを満たすところがこのPVCの起源，すなわち右室流出路となります．

JCOPY 498-13712

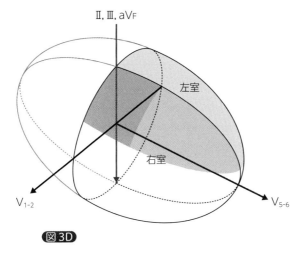

Ⅱ, Ⅲ, aVᴿ

左室

右室

V₁₋₂

V₅₋₆

図 3D

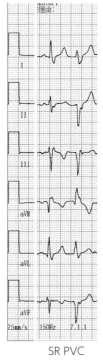

SR PVC

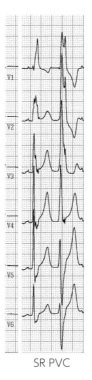

SR PVC

図 4A

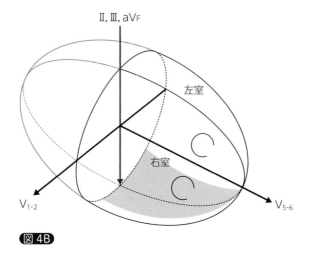

図 4B

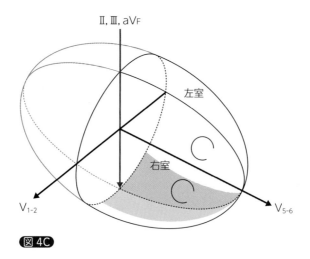

図 4C

　続いて **図 4A** の PVC を見てみてください．同様の手順で推定していきましょ
う．まず，II，III，aVF 誘導で QS 波であるため，下壁起源 **図 4B 赤** であること
がわかります．続いて，V$_{1-2}$ 誘導では大きな R 波が見られ，後方（左室）起源
図 4C 黒 であることがわかります．最後に V$_{5-6}$ 誘導では R 波と S 波が混在し，
波高も R ≒ S であるため，心基部と心尖部の中間起源 **図 4D 茶** であることがわ
かります．この3色すべてを満たすところに存在する組織は，左室後乳頭筋であり，

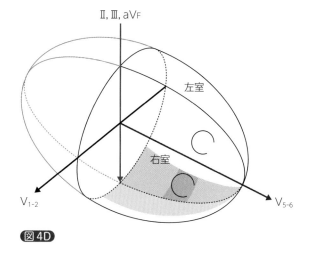

図 4D

このPVCは左室後乳頭筋起源であると診断できます.

　PVCの起源は, II, III, aVF誘導, V1-2誘導, V5-6誘導より, 三次元的に推定していくのがポイントです. この方法で大まかな起源を推定し, 続いて各章の詳細な心電図の特徴を考慮して, 正確な位置の推定へ進んでいきましょう

〈永嶋孝一〉

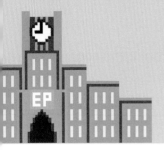

CHAPTER **I**

流出路起源

● はじめに

　右室流出路とは右室から肺動脈への移行部を指します．一方，左室流出路とは左室から大動脈への移行部を指します．特発性心室性不整脈の起源としては，この流出路起源のものが最も多く，特発性心室性不整脈の全体の約80%を占めると報告されています．さらに流出路起源の不整脈に限ってみてみると，特に右室流出路起源の不整脈の頻度が多く，流出路起源の不整脈における約70〜80%を占めると報告されています[1]．左右の流出路の解剖学的特徴の違いは，そこを起源とする不整脈の興奮伝播の違いとなって12誘導心電図に反映されます．したがって12誘導心電図の波形をみればその起源（最早期興奮部位）を推定することができます．本稿では，先人たちが築き上げてきた，12誘導心電図から心室性不整脈の起源を推定する秘術をわかりやすく解説していきます．

1 　右室流出路起源の心室性不整脈

1 │ 解剖

　右室流出路は特発性心室性不整脈の好発部位として知られています．この部分の解剖を心臓全体の中で見てみると，右室流出路（肺動脈弁）は左室流出路（大動脈弁）よりも前方の高い位置にあることがわかります．したがって肺動脈直下の右室流出路の後方には左室ではなく大動脈（左冠尖あるいは右冠尖）が存在していることになります　図1．この解剖学的な位置関係を反映して，12誘導心電図から右室流出路起源と推定された心室性不整脈が，しばしば大動脈冠尖からの高周波通電で治療されることがあります．このように左右流出路の位置関係は，アブレーションの戦略を考える際にとても大切な知識になります　図1．

JCOPY 498-13712

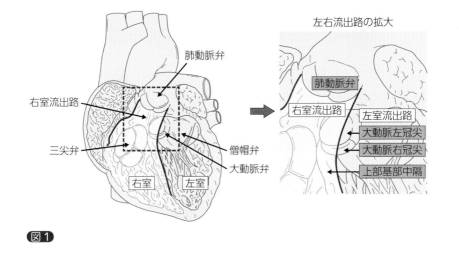

左右流出路の拡大

肺動脈弁

右室流出路

右室流出路

三尖弁

僧帽弁

大動脈弁

右室　　左室

左室流出路

大動脈左冠尖

大動脈右冠尖

上部基部中隔

図1

2 | 解剖に関する専門用語

　本稿においては，右室流出路をまず肺動脈弁上と弁下に分けて解説します．さらに右室流出路弁下の部分を，① 自由壁，② 中隔，さらにそれぞれを，③ anterior attachment（前壁側），④ posterior attachment（後壁側）に分類して解説していきます．最初に注意しておいて欲しい専門用語が 2 つあります．これらの専門用語はカテーテル室で頻用されますが，実際の解剖とは少々ズレがあるので注意が必要です．

　1 つ目は「右室流出路の中隔」という表現です．**図1** からわかるように肺動脈弁は大動脈弁よりも高い位置にありますので，高位右室流出路の左心系の対面は，左室ではなく大動脈（冠尖）ということになります．したがって解剖学的な見地から言えば「右室流出路の中隔」という表現は正しくない用語になります．対面の一部に左室筋が存在していないからです．しかしアブレーションの現場においては古くから透視で中隔の位置を判断していた名残りからか，今でも「右室流出路の中隔（septal side of right ventricular outflow tract）」という表現が国際的に広く使用されています．本稿においても「右室流出路の中隔」という表現を使用して説明を進めていきますが，実際の流出路の解剖や位置関係と若干のずれがあることに注意してください．

　2 つ目は「心臓の前壁」という表現です．「心臓の前壁」と言うのは，透視の右

前斜位（RAO）で見える心臓の右側の部分を指しており，実際に私たちの体で言うところの「左前方」に相当します．「体の前方（正面）」と「心臓の前方（前壁）」の向きにも若干のずれがあることに注意してください．右室流出路に関しては，「自由壁と中隔」の関係はおおむね体の前後方向に相当し，「前壁と後壁」の関係は体の左前と右後ろ方向に相当しています．

KEY POINT

右室流出路の解剖と専門用語

① 肺動脈弁は大動脈弁よりも前方の高い場所に位置している．

② 高位右室流出路の後方には，左室ではなく大動脈の冠尖（右冠尖あるいは左冠尖）が接している．

③ 「自由壁と中隔」の関係はおおむね体の前後方向に相当し，「anterior attachment（前壁側）とposterior attachment（後壁側）」の関係は体の左前と右後ろ方向に相当している．

---

3 | 右室流出路起源を疑う心電図の特徴

　右室流出路起源の不整脈は心臓の高い所から興奮が始まることを反映して，興奮は上方から下向きに伝わり，下壁誘導（Ⅱ，Ⅲ，aVF）で高いR波（下方軸）の形となります．また右室流出路は体の前方に存在するために興奮は前から後ろ向きに伝わり，V_{1-2}誘導でQS波形（左脚ブロックパターン）となります．流出路は心基部に当たるため，基本的にV_{5-6}でR波となることも覚えておいてください **図2** ．

KEY POINT

右室流出路起源を疑う心電図の特徴

① 上下方向（赤）：Ⅱ，Ⅲ，aVF誘導でR波（下方軸）

② 前後方向（黒）：V_{1-2}でQS波（左脚ブロックパターン）

③ 心基部−心尖部方向（茶）：V_{5-6}でR波

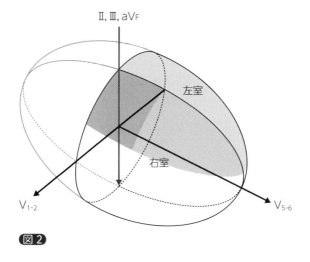

図2

4 右室流出路の詳細な部位診断

 右室流出路か左室流出路か

A V₁誘導の形に注目

　流出路起源の不整脈を疑った場合，まず鑑別すべきは右室起源か左室起源かということになります．もう少し詳しく前後方向の位置関係を見ていきましょう．前後方向の推定にはV_{1-2}誘導に注目します．**図3**は左室長軸像の断面を横から眺めた図で，図の左方が体の前方（右室側），右方が体の後方（左室側）に当たります．心電図のV_1誘導の形のみに注目しながら見ていくと，心臓の最も前方で，V_1誘導（あるいはV_2誘導）に一番近い右室自由壁**図3の1**を起源とする興奮はすべてが後方（**図3**の右方向）に向かっていきます．V_1誘導から見ると，すべての興奮が遠ざかっていくことを反映して，V_1誘導ではR波のない完全なQS波形（いわゆる左脚ブロック型）となります．そこから右室中隔側**図3の2**，大動脈右冠尖**図3の3**，大動脈左冠尖**図3の4**と興奮の起源が後方になるにつれ，少しずつV_1誘導にR波成分が出現していきます．僧帽弁輪**図3の5**を起源とする興奮は，体表面心電図V_1誘導から最も離れた後ろ側に位置しているためにすべての興奮が前方（**図3**の左方向）に向かっていきますので，V_1誘導では大きなR

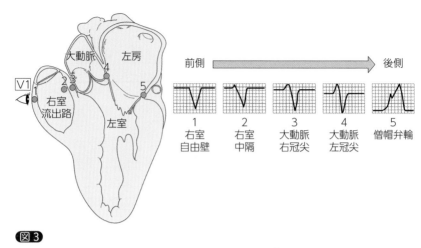

図3

(Asirvatham SJ. J Cardiovasc Electrophysiol. 2009; 20: 955-68[2] より改変)

波（いわゆる右脚ブロック型）となります．つまり V_1 誘導の最初の R 波成分の有無，またその大きさに注目することで，おおむね前後方向の位置関係が推定でき，右室起源か左室起源かの大まかな推定をすることができます[2]．

B 移行帯に注目

左右の流出路起源の不整脈を推定するためにもう 1 つの有用な所見は胸部誘導の移行帯です．移行帯とは胸部誘導（V_{1-6}）の陽性成分と陰性成分のバランスが逆転する誘導のことを指します．**図4** は流出路と胸部誘導の移行帯の位置を示したシェーマになります．一般的に興奮が前方（右室流出路）から起こると，その興奮は左後方に向かっていきます．その結果，移行帯が V_5 や V_6 と後方（半時計方向）へ移動していきます．反対に後方（左室流出路や僧帽弁）から起こると，興奮は右前方に向かっていきます．その結果，移行帯が前方（時計方向）へ移動していきます[3]．

胸部誘導の移行帯と左右の不整脈の起源との関連性を詳細に検討した研究では，左室起源の不整脈では移行帯がすべて V_{1-3} で確認されたのに対して，右室起源のものでは移行帯がすべて V_{3-5} と有意に遅れた誘導で確認されており，胸部誘導の移行帯の位置が左右の不整脈起源の鑑別に有用であったことを報告しています **図5** [4]．

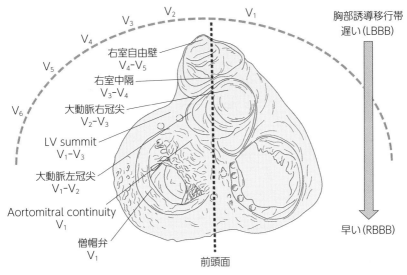

図4

（Enriquez A, et al. Heart Rhythm. 2019; 16: 1538-44[3] より改変）

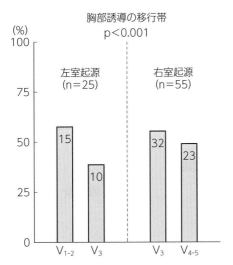

図5 胸部誘導の移行帯

（Ito S, et al. J Cardioyasc Electrophysiol. 2003; 14: 1280-6[4] より改変）

KEY POINT

右室流出路か左室流出路かの鑑別

① V₁誘導の波形から前後方向の起源を推定
QS波形（左脚ブロックパターン）なら前方（右室）起源
大きなR波（右脚ブロックパターン）があれば後方（左室）起源
② 胸部誘導の移行帯が早ければ（< V₃）左室起源，遅ければ（> V₃）右室起源

EXPERT MEMO

移行帯がV₃のときの鑑別方法は？

胸部誘導の移行帯がV₃であった流出路不整脈を集めて，右室起源か左室起源かを検証した研究があります[5]．Betenskyらは流出路不整脈の移行帯がV₃であった場合，まずは洞調律の移行帯を確認し，それが流出路不整脈の移行帯よりも早い場合（つまり不整脈の移行帯がV₃であるのに対して洞調律の移行帯がV₁あるいはV₂にある場合）は100%の感度で右室流出路起源であったと結論づけています　図6 ．

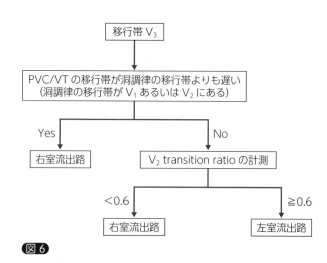

図6

JCOPY 498-13712

洞調律の移行帯が V_3 以降であった場合は，さらに V_2 transition ratio を測定することで95％の感度で左右の鑑別が可能であったと報告しています．V_2 transition ratio とは V_2 誘導の QRS 波全体に対する R 波の波高値の比率に着目し，不整脈の「R 波／（R 波＋S 波）」を洞調律の「R 波／（R 波＋S 波）」で除することから求められます．ちょっとややこしいですが，**図7** の ｛B／（B＋C）÷E／（E＋F）｝で求められ，0.6 以上であれば左室，0.6 未満であれば右室起源を示しています．

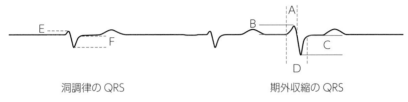

E
F
A
B
C
D

洞調律の QRS　　　　　　　　　　期外収縮の QRS

図7

（Betensky BP, et al. J Am Coll Cardiol. 2011; 57: 2255-62[5]）より改変）

 右室流出路弁上（肺動脈）か弁下か

A 下壁誘導の R 波高に注目

　右室流出路の肺動脈弁付着部よりさらに上方の肺動脈に起源を有する不整脈もあります．これは肺動脈弁の付着部を超えて，数ミリの長さにわたって右室心筋が肺動脈へ迷入していることが知られており，これらの迷入心筋に起源を有しているものと考えられています．心電図のみで肺動脈起源か右室流出路かの鑑別をすることは簡単ではありませんが，肺動脈は右室流出路の中で最も高い所に位置していることを反映して著しい下方軸（下壁誘導で高い R 波）を認めます．右室流出路起源が疑われる不整脈において，下壁誘導で著しく高い R 波を認める際には，肺動脈起源という可能性も考えておいて下さい[6]．Sekiguchi らの報告では，「肺動脈起源の不整脈」と「右室流出路弁下部の不整脈」を比較し，II 誘導（1.92 ± 0.42 mV vs 1.57 ± 0.37 mV; p＜0.05），III 誘導（1.90 ± 0.55 mV vs 1.49 ± 0.48 mV; p＜0.01），aV$_F$ 誘導（1.89 ± 0.53 mV vs 1.53 ± 0.44 mV; p＜0.05）と，肺動脈起源の不整脈で下壁誘導における R 波の波高値が有意に高かったことを示しています．

B aVL/aVR の Q 波の比率に注目

　肺動脈は右室流出路の左上方に位置していますので，左上方向へ向かう成分を示す aVL の Q 波はより深くなり，反対に右上方向へ向かう成分を示す aVR の Q 波はより浅くなる傾向があります．その結果，肺動脈起源の不整脈では右室流出路弁下部起源のものと比較して aVL/aVR の Q 波の比率が高くなる傾向があります **図 8**．過去の報告では「肺動脈起源の不整脈」と「右室流出路弁下部の不整脈」の aVL/aVR の Q 波の比率を解析し，aVL/aVR ratio （1.11 ± 0.40 vs 0.88 ± 0.33; $p < 0.05$）と肺動脈起源の不整脈で Q 波の aVL/aVR ratio が有意に高かったことを報告しています[6]．

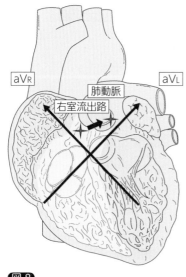

下壁誘導の R 波高：肺動脈＞右室流出路
aVL の Q 波高：肺動脈＞右室流出路
aVR の Q 波高：右室流出路＞肺動脈

図 8

KEY POINT

右室流出路弁下か弁上（肺動脈）かの鑑別

① 右室流出路起源の不整脈の中で，下壁誘導で著しく高い R 波を認める場合は肺動脈起源の可能性も考慮.

② 肺動脈起源の不整脈では右室流出路起源のものと比較して aVL/aVR の Q 波の比率が高くなる.

鑑別 3　中隔か自由壁か

A　QRS の形に注目

前述のアルゴリズムから右室流出路起源（弁下）の不整脈を疑った場合，さらに右室流出路の中で詳しい部位診断をしてみましょう．まず鑑別すべきことは中隔起源か自由壁起源かということになります．

ここで重要な所見の 1 つは不整脈の QRS の形です．**図9** に中隔起源と自由壁起源の PVC の心電図を示します．一般的に心室性不整脈の場合は幅の広い QRS 波（120 ms 以上）になることが知られていますが，中隔起源の場合，QRS 幅は比較的狭く（≦ 140 ms）なり，反対に自由壁起源の場合，QRS 幅は広く（> 140 ms）なることが報告されています[7]．

また自由壁起源の場合には，右室と左室の興奮にずれが生じる（二段階収縮）ために，下壁誘導の QRS が RR' 型（二相性のノッチ）が観察されることが報告されています（**図9** の矢印）．さらに中隔起源の場合は自由壁起源の場合と比べて，同じ高さであっても下壁誘導の R 波が高くなることも知られていますので覚えておきましょう．

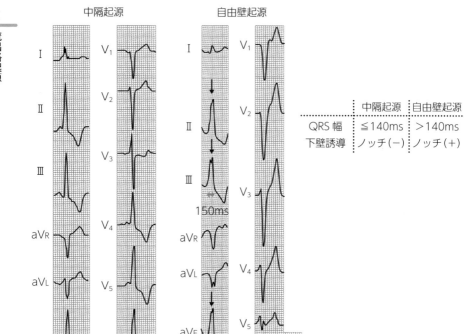

中隔起源　　　　　　　自由壁起源

	中隔起源	自由壁起源
QRS 幅	≦140ms	>140ms
下壁誘導	ノッチ（−）	ノッチ（＋）

図9

KEY POINT

中隔起源か自由壁起源かの鑑別

① 下壁誘導の QRS 幅が広ければ自由壁起源，狭ければ中隔起源.

② 下壁誘導にノッチがあれば自由壁起源. なければ中隔起源.

③ 中隔起源の不整脈は自由壁起源に比べて下壁誘導の R 波高が高い.

JCOPY 498-13712

鑑別4 前壁寄り（anterior attachment）か後壁寄り（posterior attachment）か

A Ⅰ誘導に注目

解剖のところで少し触れましたが，心臓の「前壁と後壁」の関係は体の向きで言うと斜め方向（左前と右後ろ）の関係に相当します．

右室流出路の不整脈起源を12誘導心電図で考えるにあたって，それを複雑にしているのはその複雑な形です．　**図10** は右室流出路を肺動脈弁下の高さでの水平に切った断面をイメージしたシェーマです．右室流出路を体に水平な面で切ると「円」ではなく，大動脈を前から包み込むような「三日月状」の形をしています．中隔と自由壁に関しては比較的簡単に区別できるかもしれませんが，前壁と後壁に関しては，その区別が容易ではありません．

ここでは12誘導心電図で理解しやすいように，右室流出路の「前壁と後壁」が体の横方向（左と右）に位置しているものと仮定します．完全に正確ではありませんが，このように考えると右室流出路不整脈の起源が前壁寄りか後壁寄りかをⅠ誘

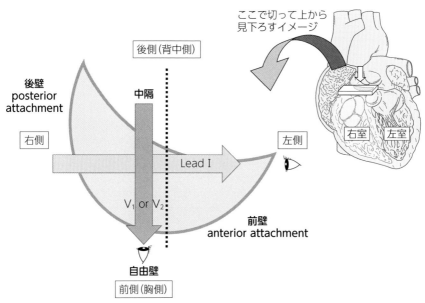

図10

導で推定することができます.

例えば I 誘導の初期成分が陽性（initial R：monophasic R, Rs）であれば右室流出路の後壁寄りに，反対に初期成分が陰性（initial Q：QS, Qr, qR）であれば右室流出路の前壁寄りに起源があると推定できます[8].

KEY POINT

前壁寄りか後壁寄りかの鑑別

I 誘導の初期成分が（＋）であれば後壁寄りの起源.
I 誘導の初期成分が（−）であれば前壁寄りの起源.

右室流出路起源不整脈の 12 誘導心電図診断アルゴリズムのまとめ

流出路起源の不整脈

不整脈の移行帯（**鑑別 1**）

- V_1-V_2 → 左室流出路
- V_3 → 洞調律の移行帯（**Expert memo**）
- V_4-V_6 → 右室流出路

洞調律の移行帯（**Expert memo**）
- V_1-V_2 → 右室流出路
- V_3-V_6 → V_2 transition ratio（**Expert memo**）

V_2 transition ratio（**Expert memo**）
- <0.6 → 右室流出路
- ≧0.6 → 左室流出路

JCOPY 498-13712

右室流出路起源不整脈の 12 誘導心電図診断アルゴリズムのまとめ

```
                     右流出路起源の不整脈

              下壁誘導における著しく高い R 波（鑑別 2）

         Yes                                    No

        肺動脈                                 右室流出路

                                    下壁誘導にノッチ（+）
                                    QRS 幅　140ms 以上
                                        （鑑別 3）

              Yes                          No

             自由壁                        中隔

          Ⅰ誘導（鑑別 4）              Ⅰ誘導（鑑別 4）

      （+）         （−）          （+）         （−）

     後壁寄り      前壁寄り        後壁寄り      前壁寄り
```

◆ 文献

1) Anderson RD, Kumar S, Parameswaran R, et al. Differentiating right- and left-sided outflow tract ventricular arrhythmias: Classical ECG signatures and prediction algorithms. Circ Arrhythm Electrophysiol. 2019; 12: e007392.

2) Asirvatham SJ. Correlative anatomy for the invasive electrophysiologist: outflow tract and supravalvar arrhythmia. J Cardiovasc Electrophysiol. 2009; 20: 955-68.

3) Enriquez A, Baranchuk A, Briceno D, et al. How to use the 12-lead ECG to predict the site of origin of idiopathic ventricular arrhythmias. Heart Rhythm. 2019; 16: 1538-44.

4) Ito S, Tada H, Naito S, et al. Development and validation of an ECG algorithm for identifying the optimal ablation site for idiopathic ventricular outflow tract tachycardia. J Cardiovasc Electrophysiol. 2003; 14: 1280-6.

5) Betensky BP, Park RE, Marchlinski FE, et al. The V（2）transition ratio: a new electrocardiographic criterion for distinguishing left from right ventricular outflow tract tachycardia origin. J Am Coll Cardiol. 2011; 57: 2255-62.

6) Sekiguchi Y, Aonuma K, Takahashi A, et al. Electrocardiographic and electrophysiolog-

ic characteristics of ventricular tachycardia originating within the pulmonary artery. J Am Coll Cardiol. 2005; 45: 887-95.

7) Tada H, Ito S, Naito S, et al. Prevalence and electrocardiographic characteristics of idiopathic ventricular arrhythmia originating in the free wall of the right ventricular outflow tract. Circ J. 2004; 68: 909-14.

8) Jadonath RL, Schwartzman DS, Preminger MW, et al. Utility of the 12-lead electrocardiogram in localizing the origin of right ventricular outflow tract tachycardia. Am Heart J. 1995; 130: 1107-13.

〈小竹康仁〉

JCOPY 498-13712

2 | 左室流出路起源の心室性不整脈

1 | 解剖

左室流出路とは左室から大動脈冠尖部への移行部を指します.

まず大動脈の弁上（冠尖）に注目して見てみましょう. 不整脈に関連する大動脈冠尖は右冠尖と左冠尖になります. ここに左室基部の心筋や右室の心筋が接しているからです **図11**. 無冠尖は心房中隔の天井部の上方に位置しており, 通常は心室筋は付着していないとされています（右室の心筋のごく一部が無冠尖に接しているという報告もあります[1]）. 左右の冠尖の位置を比較してみると, 大動脈右冠尖は右前下方, 左冠尖は左後上方に位置しています.

次に大動脈の弁下を見てみましょう. 大動脈弁より下部の右室との境界には上部基部中隔が連続しています. 上部基部中隔は心筋が厚く, しばしば心筋の深部（intramural）に不整脈の起源が存在することがあり, アブレーションの際に治療に難渋する場所でもあります.

2 | 解剖に関する専門用語

本稿においては左室流出路起源の不整脈は, ①大動脈冠尖を含めた大動脈弁上起

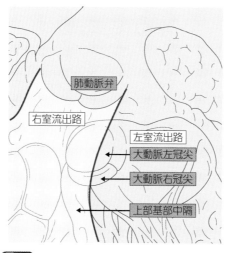

図11

源，②上部基部中隔起源を含めた弁下起源，③僧帽弁 - 大動脈の線維性連続（aor-tomitral continuity）領域，僧帽弁輪に分類して解説していきます．それぞれの部位により 12 誘導心電図の所見やアブレーションのアプローチ方法が異なってきます．③については「僧帽弁起源起源の不整脈」の項で解説しますので，ここでは①，②について解説していきます．

ここで注意しておいて欲しい専門用語は「大動脈冠尖起源の不整脈」という表現です．大動脈の冠尖自体は線維性結合組織であり，それ自体には心筋を含んでいないために不整脈の発生源にはなりません．正確に言えば，冠尖起源の不整脈ではなく，冠尖から高周波通電が可能な部位の心筋起源の不整脈ということになります．「大動脈冠尖起源の心室性不整脈（ventricular arrhythmia originating from coronary cusp）」という表現も国際的に広く使用されていますが，冠尖そのものから不整脈が出現しているわけではないので誤解しないようにしてください．

3 │ 左室流出路起源を疑う心電図の特徴

左室流出路起源の不整脈は心臓の高い所から興奮が始まることを反映して，興奮は下向きに伝わり，下壁誘導（Ⅱ，Ⅲ，aVF）で高い R 波（下方軸）の形となります．また左室流出路は体の後方に存在するために興奮は後ろから前向きに伝わり，V1-2 誘導で R 波形（右脚ブロックパターン）となります．右室流出路と同様に，流出路は心基部に当たるため，V5-6 で R 波となります **図12** ．

KEY POINT

左室流出路起源の不整脈を疑う心電図の特徴

① 上下方向（赤）：Ⅱ，Ⅲ，aVF 誘導で R 波（下方軸）

② 前後方向（黒）：V1-2 で R 波（右脚ブロックパターン）

③ 心基部 - 心尖部方向（茶）：V5-6 で R 波

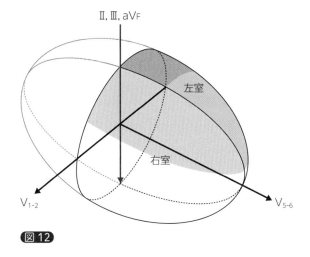

Ⅱ, Ⅲ, aVF

左室

右室

V₁₋₂

V₅₋₆

図12

鑑別
1
右室流出路か左室流出路か

A V₁誘導の形，移行帯の場所に注目

　右室流出路の項でも説明したように，「V₁誘導の波形」や「胸部誘導の移行帯」によって右室か左室かの鑑別を行います．繰り返しになりますが，左室起源の不整脈の場合，V₁誘導ではR波成分が大きくなり，移行帯はV₃以前に見られる傾向にあります．

右室流出路中隔起源と大動脈冠尖起源の見分け方は？

V₁誘導のR波成分や胸部誘導の移行帯で左右流出路起源の不整脈の鑑別方法を提示してきましたが，その解剖学的に非常に近接した位置関係を反映して，右室流出路中隔起源と大動脈冠尖起源の不整脈の鑑別に難渋することがしばしばあります．アブレーションのアプローチ方法が大きく異なるので，その正確な心電図診断は臨床的に大きな意味を持つことになります．以下に，Ouyangらが報告した大動脈冠尖起源の不整脈の心電図鑑別方法を説明します[2)].

胸部誘導のR波とS波に注目

大動脈弁上（冠尖）起源の不整脈の心電図からの鑑別方法として，胸部誘導（主にV₁₋₂）におけるR-wave duration indexとR/S amplitude indexというものが報告されています 図13 .

R-wave duration indexとは「R波間隔/QRS間隔」であり，このindexが50%以上であれば大動脈の冠尖起源を疑います．

またR/S amplitude indexとは「R波高/S波高」であり，30%以上であれば大動脈の冠尖起源を疑います 図13 .

 大動脈弁上（冠尖）か弁下（上部中隔基部）か

A V₆誘導のS波に注目

次に左室流出路の弁上か弁下部の上部基部中隔かを鑑別して行きましょう．左室心内膜起源の不整脈で見られる特徴的な所見としては，「V₆誘導でS波（0.1mV以上）が観察される」という特徴があります．これは右脚ブロックの心電図の特徴の1つとして知られているもので，その不整脈が他ならぬ左室起源である（右室が遅れて興奮している）ことを意味しています．左室流出路の中では上部基部中隔起源を含めた弁下の心内膜起源の不整脈で観察されます．同じ左心系起源でも大動脈冠尖や心外膜起源などでは見られません[2)].したがって，このV₆誘導のS波の有

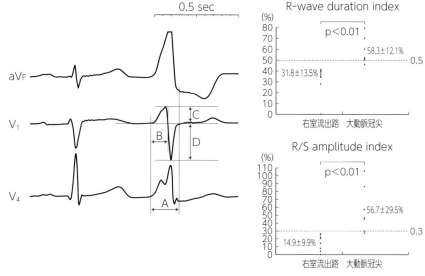

図13 いずれもV₁とV₂で計算し大きい方をそのIndexの値とする

A: QRS duration（QRS 間隔），B: R wave duration（R 波間隔），
C: R wave amplitude（R 波高），D: S wave amplitude（S 波高），
R-wave duration index = B/A，R/S amplitude index = C/D
(Ouyang F, et al. J Am Coll Cardiol. 2002; 39: 500-8[2]）より改変)

無が大動脈弁上（冠尖）と弁下（上部中隔基部）の鑑別に有用な1つの所見となります.

KEY POINT

大動脈弁上か弁下（上部基部中隔）かの鑑別

① V₆誘導のS波（0.1 mV以上）がなければ大動脈冠弁起源，あれば上部基部中隔起源.

鑑別 3　右冠尖か左冠尖かその間（左右冠尖交連部）か

次は左室流出路の中における大動脈弁上にスポットを当てて見て行きます．解剖

の項でも述べたように心室性不整脈の起源となり得るところは主に右冠尖と左冠尖になります．**図 14** は流出路の断面で切った心室を後ろから見たイラストを示しています．左右の流出路（大動脈弁と肺動脈弁）の位置関係がよくわかります．右冠尖→左冠尖に向かうにつれて，不整脈の起源が相対的に前から後ろへ，右から左へ，下方から上方へ移動して行きます．その解剖学的な位置関係を反映して，冠尖起源の不整脈は右冠尖→左冠尖へ向かうにつれて以下のような所見が見られます[3]．

A V₁ 誘導に注目

「右冠尖→左冠尖」が「前→後ろ」の位置関係にあることを反映して，V_1 誘導の R 波に注目して見てみると，「右冠尖起源の R 波＜左冠尖起源の R 波」という心電図所見が見られます．

B 胸部誘導の移行帯に注目

「右冠尖→左冠尖」が「前→後ろ」の位置関係にあることを反映して，胸部誘導の移行帯に注目して見てみると，「右冠尖起源の移行帯（遅い）＞左冠尖起源の移行帯（早い）」という心電図所見が見られます．

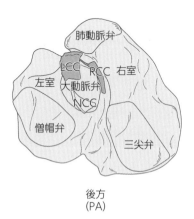

後方
(PA)

図 14

LCC：大動脈左冠尖，NCC：大動脈無冠尖，
RCC：大動脈右冠尖

JCOPY 498-13712

C　Ⅰ誘導に注目

「右冠尖→左冠尖」が「右→左」の位置関係にあることを反映して，Ⅰ誘導に注目して見てみると，「右冠尖起源のⅠ誘導（陰性成分なし）＞左冠尖起源のⅠ誘導（陰性成分あり）」という心電図所見が見られます．

D　Ⅱ/Ⅲ誘導のR波高の比率に注目

「右冠尖→左冠尖」が「右→左」の位置関係にあることを反映して，Ⅱ誘導とⅢ誘導のR波の割合に注目して見てみると，「右冠尖起源では相対的にⅡRが高いのに対して，左冠尖起源では相対的にⅢRが高い」という心電図所見が見られます．

E　V$_{1-3}$誘導に注目

また左右の 冠尖からアブレーションが不能であったにもかかわらず，左右冠尖交連部でのアブレーションが有効であった不整脈も報告されています[4]．ここを起源とする不整脈の特徴は，前述のAからDでいうところの中間の所見に当たります．なかでも特徴的な心電図所見としてV$_1$〜V$_3$誘導でqrSパターンを認める事例が報告されています **図15**．少し特殊な所見ですので，このような所見があれば，左右冠尖交連部起源という可能性も考えておくとおくとよいでしょう．

以下に右冠尖起源と左冠尖起源の心電図所見のまとめと具体的な心電図を示します **図16**．もう一度（A）から（D）の心電図所見を，実際の心電図波形や解剖学的な位置関係と照らし合わせながら確認してみて下さい．

KEY POINT

左右の大動脈弁尖起源不整脈の鑑別

	右冠尖起源	左右冠尖交連部	左冠尖起源
V$_1$誘導のR波高	低め	←――→	高め
胸部誘導移行帯	遅め	←――→	早め
Ⅰ誘導の陰性成分	なし	←――→	あり
Ⅱ誘導/Ⅲ誘導のR波高比	高め	←――→	低め
V$_{1-3}$誘導の波形		qrSパターン	

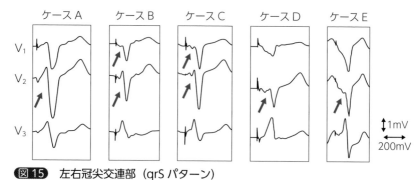

図15 左右冠尖交連部（qrS パターン）

（Yamada T, et al. Heart Rhythm. 2008; 5: 184-92[4]）より改変）

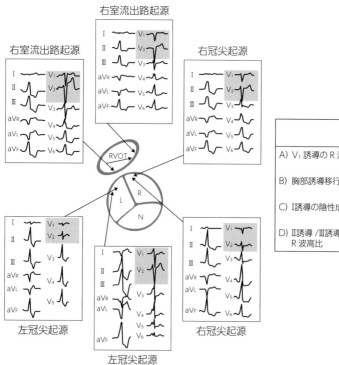

	右冠尖起源	左冠尖起源
A) V₁誘導のR波高	低め	高め
B) 胸部誘導移行帯	遅め	早め
C) I誘導の陰性成分	なし	あり
D) II誘導/III誘導のR波高比	高め	低め

図16

（Kumagai K, et al. J Cardiovasc Electrophysiol. 2008; 19: 495-501[3]）より改変）

左室流出路起源不整脈の診断アルゴリズムのまとめ

左流出路起源の不整脈

V_6 誘導で S 波（＋）（鑑別 2）

Yes → 左室心内膜

No → 大動脈冠尖, 左室心外膜

MDI＞0.55（別章にて解説）

Yes → 左室心外膜

No → 大動脈冠尖

（鑑別 3）

右冠尖
V_1 で R 波低め
移行帯遅め
I 誘導の陰性成分なし

左右冠尖交連部
V_{1-3} で qrS 波形

左冠尖
V_1 で R 波高め
移行帯早め
I 誘導の陰性成分あり

◆文献

1) Yamada T, McElderry HT, Doppalapudi H, et al. Idiopathic ventricular arrhythmias originating from the aortic root prevalence, electrocardiographic and electrophysiologic characteristics, and results of radiofrequency catheter ablation. J Am Coll Cardiol. 2008; 52: 139-47.

2) Ouyang F, Fotuhi P, Ho SY, et al. Repetitive monomorphic ventricular tachycardia originating from the aortic sinus cusp: electrocardiographic characterization for guiding catheter ablation. J Am Coll Cardiol. 2002; 39: 500-8.

3) Kumagai K, Fukuda K, Wakayama Y, et al. Electrocardiographic characteristics of the variants of idiopathic left ventricular outflow tract ventricular tachyarrhythmias. J Cardiovasc Electrophysiol. 2008; 19: 495-501.

4) Yamada T, Yoshida N, Murakami Y, et al. Electrocardiographic characteristics of ventricular arrhythmias originating from the junction of the left and right coronary sinuses of Valsalva in the aorta: the activation pattern as a rationale for the electrocardiographic characteristics. Heart Rhythm. 2008; 5: 184-92.

〈小竹康仁〉

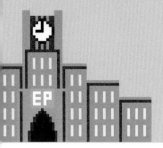

CHAPTER **II**

流入路起源

● はじめに

　右室流入路とは右房から右室への移行部，すなわち三尖弁輪を指します．右室流入路は特発性心室性不整脈のおよそ 8% を占めます [1]．12 誘導心電図の波形をみればその起源（最早期興奮部位）を推定することができます．本稿では，12 誘導心電図から右室流入路起源心室性不整脈の起源を推定する秘術をわかりやすく解説していきます．

1 右室流入路（三尖弁輪）

1 解剖

　右室流入路の解剖を心臓全体の中で見てみると，Ⅰ-1 の **図1**（11 頁）のようになります．三尖弁は中隔尖，前尖，後尖の三尖からなります．部位の分類はいろいろな表記がなされます．先行研究では，**図1A** のように三尖弁を 8 分割 [1,2] する方法や，**図1B** のように左前斜位（LAO view）で三尖弁を時計に見立て「○時」と表現することもあります．例えば，anterior を 12 時，postero-lateral を 8 時，というようにです [3,4]．本稿では，三尖弁を前壁自由壁側，前壁中隔側，後壁自由壁側，後壁中隔側の 4 つに分類してお話していきます **図1C**．

2 解剖に関する専門用語

　三尖弁は中隔尖，前尖，後尖の三尖からなりますが，それぞれの位置関係は，後尖が後下方，中隔尖が中隔前方，前尖が前側方に位置します．このイメージがとても大切です．特に中隔尖は膜性中隔に付着し，His 束に隣接しているため，カテーテルアブレーションを行う際は正常刺激伝導系への影響があることから，注意が必要な部位です．

JCOPY 498-13712

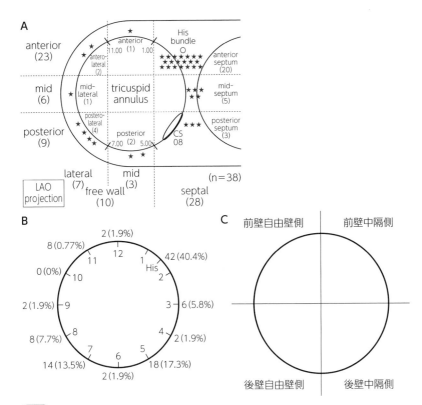

図1

（A: Tada H, et al. Heart Rhythm. 2007; 4: 7-16[1], B: Yu M, et al. Sci Rep. 2021; 11: 8633[3]）

KEY POINT

右室流入路の解剖と専門用語

① 三尖弁は中隔尖，前尖，後尖の三尖からなる．

② 部位の名称に決まったものはなく，本稿では前壁自由壁側，前壁中隔側，後壁自由壁側，後壁中隔側の4つに分類する．

③ 三尖弁中隔尖は膜性中隔に付着し，正常刺激伝導系と隣接している．

3 │ 右室流入路（三尖弁輪）起源を疑う心電図の特徴

　右室流入路（三尖弁）は心臓の右側に位置するため，I誘導は陽性になります．

　高さは，流出路ほど高くなく，下壁ほど低くない，両者の中間の高さから興奮が始まることを反映して，下壁誘導（II，III，aVF）はR波とS波の波高にあまり違いがみられません．IIIでは中隔側起源の場合は陽性成分が大きくなり，自由壁起源の場合は陰性成分が大きくなります．

　また右室は左室より右前方に位置するため，V_1で陰性（左脚ブロック型）になります．

　さらに心基部に当たるため，V_{5-6}で陽性となります（I-1の **図2**，13頁）．

KEY POINT

右室流入路起源を疑う心電図の特徴

① I誘導で陽性．
② 上下方向（赤）：II，III，aVF誘導でR波とS波の波高は近似する．
③ 前後方向（黒）：V_{1-2}でQS波（左脚ブロックパターン）
④ 心基部－心尖部方向（茶）：V_{5-6}でR波

4 │ 右室流入路の詳細な部位診断

　流入路起源の不整脈を疑った場合，三尖弁輪のどの部位が起源かということになります．もう少し詳しく位置関係を見ていきましょう．

鑑別 1 中隔側か自由壁側か

A　V_1誘導の形に注目

　中隔起源の場合，右室と左室が，ほぼ同時期に興奮します．左室のエネルギーは右室と比較して非常に大きいため，V_1方向に向かう右室興奮は打ち消され，V_1誘導から遠ざかる左室成分を反映してQSになります．

JCOPY 498-13712

一方，右室自由壁起源の場合，右室の興奮が先行し，中隔を介して左室が遅れて興奮します．そのため V_1 では，右室の初期成分を反映して r を形成し，続いて左室成分を反映して深い S を形成する rS パターンとなります[1]．

B 移行帯に注目

中隔起源の場合，約50％は移行帯が V_3 以前になります．考え方は流出路起源の場合に右室流出路か左室流出路かを判断する際のものと似ています．中隔起源は自由壁起源と比較して左室に近いためです．一方，自由壁起源の場合，移行帯はほぼ V_3 以降になります．

C 下壁誘導（II, III, aVF）のノッチに注目

自由壁起源の場合，右室と左室の興奮にずれが生じる（二段階収縮）ために，下壁誘導の QRS が RR'型（二相性のノッチ）となることが多いです．

D QRS 幅に注目

中隔起源では右室と左室の興奮の時相差が少ないため，QRS 幅は狭く，自由壁

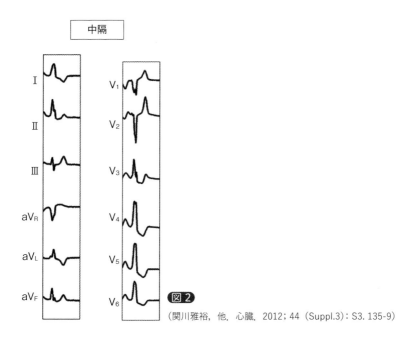

中隔

図2

（関川雅裕，他．心臓．2012；44（Suppl.3）：S3. 135-9）

起源では，右室興奮の後，中隔を介して左室が興奮するため，全心室興奮時間は延長し，QRS幅が広くなります（中隔起源：自由壁起源 = 142 ± 16 ms：167 ± 21 ms）[1].

鑑別 2 後壁起源か前壁起源か

A 下壁誘導（II, III, aVF）の極性に注目

「右室流入路（三尖弁輪）起源の心室性不整脈」の「2. 解剖に関する専門用語」でも強調しましたが，三尖弁はそれぞれ後尖が後下方，中隔尖が中隔前方，前尖が前側方に位置します．この位置関係を反映し，後壁起源では下壁誘導（II, III, aVF）でQRSは陰性成分が主体となります．

反対に前壁起源では下壁誘導（II, III, aVF）でQRSは陽性成分が主体となります．

自由壁，後壁

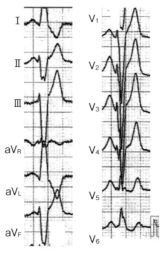

図3

（松永泰治先生のご厚意による）

JCOPY 498-13712

KEY POINT

右室流入路（三尖弁）自由壁起源を疑う心電図の特徴

① V_1 で rS

② 移行帯 V_3 以上

③ 下壁誘導ノッチ

④ QRS 幅広

---

5 | 右室流入路起源不整脈の12誘導心電図診断アルゴリズムのまとめ 図4

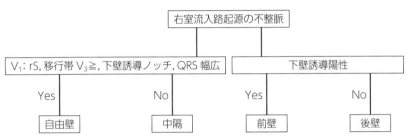

図4　右室流入路起源不整脈の12誘導心電図診断アルゴリズムのまとめ

◆文献

1) Tada H, Tadokoro K, Ito S, et al. Idiopathic ventricular arrhythmias originating from the tricuspid annulus: Prevalence, electrocardiographic characteristics, and results of radiofrequency catheter ablation. Heart Rhythm. 2007; 4: 7-16.

2) Yamada T. Twelve-lead electrocardiographic localization of idiopathic premature ventricular contraction origins. J Cardiovasc Electrophysiol. 2019; 30: 2603-17.

3) Yu M, Hou L, Yu H, et al. Electrocardiographic and electrophysiological characteristics of idiopathic ventricular arrhythmias originating from the vicinity of tricuspid annulus. Sci Rep. 2021; 11: 8633.

4) Yue-Chun L, Wen-Wu Z, Na-Dan Z, et al. Idiopathic premature ventricular contractions and ventricular tachycardias originating from the vicinity of tricuspid annulus: results of radiofrequency catheter ablation in thirty-five patients. BMC Cardiovasc Disord. 2012; 12: 32.

〈岸原 淳〉

2 左室流入路

　左室流入路，つまり僧帽弁周囲から発生する PVC は特発性 PVC の約 5%程度と報告されています[1]．PVC の起源としては比較的まれな部位ですが，特徴的な心電図波形を呈するため，覚えておくと臨床で役に立ちます．本稿では僧帽弁周囲の解剖と特徴的な PVC 波形が生じるメカニズムを解説します．

1 │ 解剖

　総論でも述べられていますが，右心室は心臓の中で"右前方"に，左心室は"左後方"に位置しています．僧帽弁のある左室基部は心臓の最も後方に位置していることになります 図5 ．

　図6 は心臓を正面から見ているイラストです．右のスケッチは冠状断で切断していますが，赤い点線が僧帽弁の弁輪部です．僧帽弁の弁尖には前乳頭筋と後乳頭筋がつながっていて，弁の開閉がサポートされています．

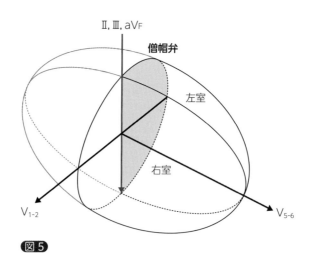

図5

JCOPY 498-13712

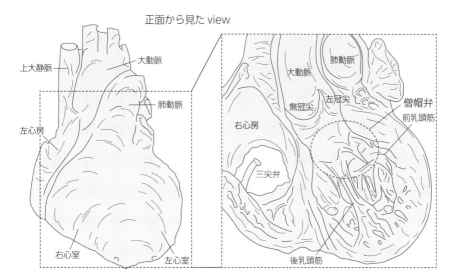

正面から見た view

図6

(McAlpine W. Heart and Coronary Arteries: An Anatomical Atlas for Clinical Diagnosis, Radiological Investigation, and Surgical Treatment. New York: Springer-Verlag; 1974[2] より改変)

EXPERT MEMO

　私が僧帽弁輪起源の PVC をアブレーションする際には，大腿動脈からカテーテルを挿入して大動脈内を逆行性に進めて左心室にアプローチすることが多いです．**図7** は心臓を頭側から見た際のスケッチですが，このシェーマの向きだとアブレーションカテーテルの動きが想像しやすいかもしれません．カテーテルを手元で時計方向に回転させると前方に，半時計方向に回転させると後方に向かうイメージです．

　図8 は心尖部から心臓の基部を見上げているスケッチです．僧帽弁が大動脈弁と接していることがわかります．つまり左室流入路と左室流出路は隣り合っているということです．僧帽弁には前尖と後尖がありますが，前尖は大動脈弁の左冠尖と無冠尖に接しています．そのため，大動脈弁の左冠尖と僧帽弁の前壁から発生する PVC の波形は非常に似ていて鑑別が難しいです．詳細は後述します．

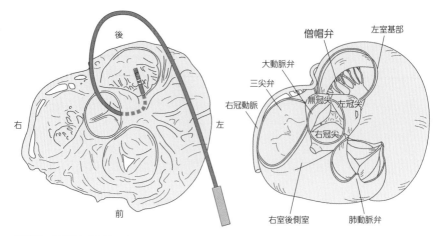

図7 頭側から見た view

（McAlpine W. Heart and Coronary Arteries: An Anatomical Atlas for Clinical Diagnosis, Radiological Investigation, and Surgical Treatment. New York: Springer-Verlag; 1974[2]）より改変）

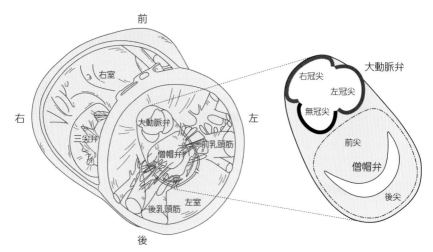

図8 心尖部から基部を見た view

（McAlpine W. Heart and Coronary Arteries: An Anatomical Atlas for Clinical Diagnosis, Radiological Investigation, and Surgical Treatment. New York: Springer-Verlag; 1974[2]）より改変）

2 │ 解剖に関する専門用語

図9 は，左心房を取り除いて大動脈と僧帽弁の位置関係をわかりやすくしたスケッチです．心臓を後ろから見ています．大動脈弁と僧帽弁の間には線維組織があり（黒い点線で囲まれた楕円の部分），古典的な解剖の教科書ではこの組織は fibrous trigone と呼ばれています[2]．それに対して aortomitral-continuity（AMC）という単語は 1998 年頃から，主に不整脈の領域で使われ始め，今では一般化しています[3-6]．AMC は直訳すると「大動脈 - 僧帽弁移行部」となり，fibrous trigone と同じ部分を示すように思われがちですが，実際には左冠尖と僧帽弁前尖で囲まれた部分（赤い点線で囲まれた三角の部分）を指す用語として使われています．この領域には電気生理学的に刺激伝導系に類似した組織がある可能性が報告されており[7, 8]，それらの細胞が特発性 VT の発生に寄与するのではないかと推測されています．一方の無冠尖と僧帽弁前尖で囲まれた部分は PSP（posterior superior process）と呼ばれています．この領域は左心室の中で最も低く後方にあたる部分です．PSP 起源の PVC の報告もありますが，非常にまれであるため本稿では割愛します[9]．

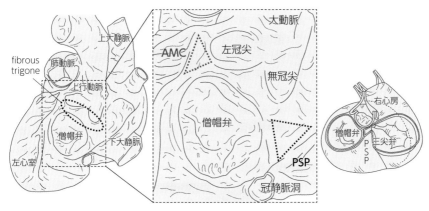

図9

AMC: aortomitral-continuity
PSP: posterior superior process
(McAlpine W. Heart and Coronary Arteries: An Anatomical Atlas for Clinical Diagnosis, Radiological Investigation, and Surgical Treatment. New York: Springer-Verlag; 1974[2]，Santangeli P, et al. Circ Arrhythm Electrophysiol. 2016;9: e004048[9] より改変)

3 │ 僧帽弁輪，AMC 起源 PVC の 12 誘導波形の特徴

　それでは実際に，僧帽弁輪，AMC を起源とする PVC はどのような波形を呈するのでしょうか．繰り返しになりますが，僧帽弁は心臓の後方に位置する構造物なので，僧帽弁輪起源の PVC の興奮は心臓の前方へ向かって伝導します **図10** ．つまり V_1, V_2 は原則的に陽性になり右脚ブロック型となります．しかし，僧帽弁輪の中隔からの起源であると V_1 が陰性（左脚ブロック型）で移行帯が V_2 となることがあります．それは僧帽弁輪の中隔が比較的右側にあり V_1 誘導に近いために，PVC の興奮が V_1 から遠ざかる成分を含むためです．また僧帽弁は心臓の基部にあるため，僧帽弁輪からの PVC の興奮は心尖部方向へ伝播します．すると，興奮は V_5, V_6 に向かってくることになるので，V_5, V_6 は陽性となります．V_3, V_4 に対しても興奮は向かってくるために陽性となります．

　したがって，僧帽弁輪起源の PVC は，右脚ブロック型，もしくは左脚ブロック型で移行帯が V_2 であり，V_3 以下の胸部誘導はすべて陽性成分（R 波）が大きくなることになります．

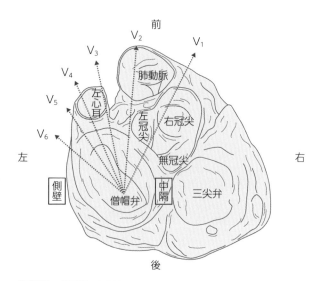

図10 頭側から見た view

（McAlpine W. Heart and Coronary Arteries: An Anatomical Atlas for Clinical Diagnosis, Radiological Investigation, and Surgical Treatment. New York: Springer-Verlag; 1974[2]）より改変）

　次に僧帽弁輪のどこから PVC が生じているかを，四肢誘導の方向とともに考えてみましょう．**図11** は心臓を左前斜位（LAO）から見ています．心臓において「前壁」「後壁」という言葉は混乱を招くことが多いのですが，過去の報告では僧帽弁の 12 時方向を前壁，6 時方向を後壁としているのでそのように覚えるのがよいと思います．すると PVC の起源が前壁寄りか後壁寄りかは下壁誘導（II, III, aVF）の向きで判断できます．下壁誘導で大きな R 波であれば前壁起源，大きな QS 波であれば後壁起源となります．次に中隔寄りか側壁寄りかの判断は I 誘導で判断します．I 誘導は右手と左手につけた電極の差を表しています．したがって，心臓の右側から左側に伝播する興奮では I 誘導は陽性（R 波），左側から右側に伝播する興奮では陰性（QS 波）となります．心臓の傾きを考えると僧帽弁輪の中隔は右前，側壁は左後方向ではありますが，I 誘導の陽性成分と陰性成分の強さにより中隔と側壁を判断して問題ありません．I 誘導で大きな R 波が記録されれば中隔起源，大きな QS 波が記録されれば側壁起源となります．R 波と S 波が混在している場合には R 波と S 波の割合をみて，やや中隔（R＞S），やや側壁（R＜S）というように微調整します．

　図12A は左室腔内から基部を見上げたスケッチで，**図12B** は過去の報告に基づいて分類した僧帽弁輪の区分です [1, 10, 11]．

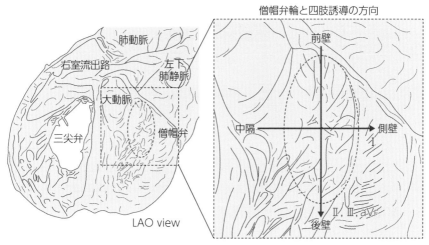

図11

（McAlpine W. Heart and Coronary Arteries: An Anatomical Atlas for Clinical Diagnosis, Radiological Investigation, and Surgical Treatment. New York: Springer-Verlag; 1974[2] より改変）

A　左室腔内から基部を見ている view

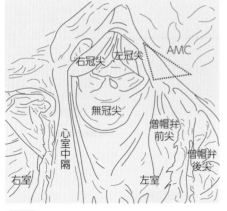

B

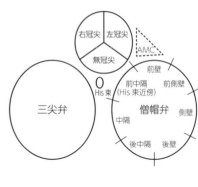

図12

（McAlpine W. Heart and Coronary Arteries: An Anatomical Atlas for Clinical Diagnosis, Radiological Investigation, and Surgical Treatment. New York: Springer-Verlag; 1974[2]，Kumagai K, et al. J Cardiovasc Electrophysiol. 2008;19:495-501[4] より改変）

　図13 に典型的な PVC 波形を示します．前中隔から前側壁にかけて I 誘導は陽性（R 波）から陰性（QS 波）に変化しています．

KEY POINT

僧帽弁輪起源 PVC は，

① 右脚ブロック型もしくは左脚ブロック型で移行帯が V_2.

② V_3 以下の胸部誘導はすべて陽性成分（R 波）が大きくなる．

③ 僧帽弁輪の前壁・後壁は下壁誘導（II, III, aVF），中隔・側壁は I 誘導で PVC の起源が大まかに推測可能．

4　僧帽弁輪中隔起源 vs 側壁起源の鑑別

A　QRS 幅，下壁誘導の notch の有無に注目

　僧帽弁輪中隔起源，側壁起源の鑑別については，前述した I 誘導を用いた大まか

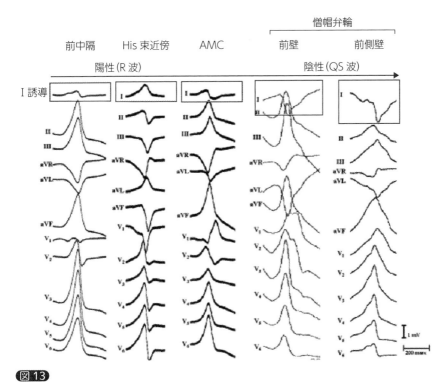

図13

（Dixit S, et al. Heart Rhythm. 2005; 2: 485-91[11] より改変）

　な方法に加えて，いくつかの特徴が報告されています．

　Tada らは僧帽弁輪起源 PVC の 19 例（前側壁：n ＝ 11，後壁：n ＝ 2，後中隔：n ＝ 6）を解析して報告しています[1]．右室流出路や三尖弁輪起源の PVC でも同じことが言えますが，僧帽弁輪起源の PVC でも中隔起源のものは比較的 narrow QRS（＜ 140 ms）であり，側壁起源のものは wide QRS（＞ 140 ms）です **図14A**．また，中隔から離れた起源（前側壁や後壁）の PVC の場合，下壁誘導に notch が観察されることがあります．**図14B** に示されているように Tada らは，この notch が右室の遅れた興奮により形成されることを報告しています．**図15** に前側壁，後壁，後中隔起源 PVC の典型的な波形を示します．

　図16 は Tada らの報告にある診断のフローチャートを改訂したものです．

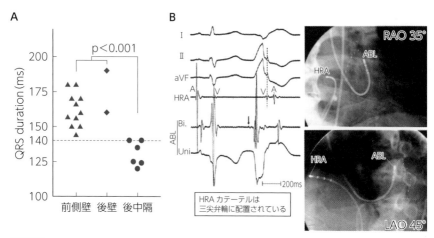

図 14

（Tada H, et al. J Am Coll Cardiol. 2005; 45: 877-86[1] より改変）

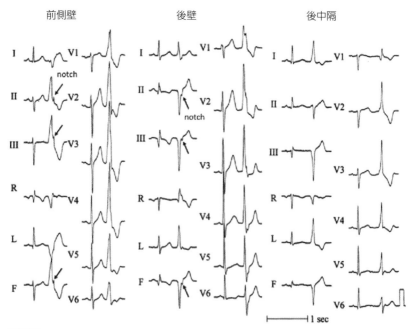

図 15

（Tada H, et al. J Am Coll Cardiol. 2005; 45: 877-86[1] より改変）

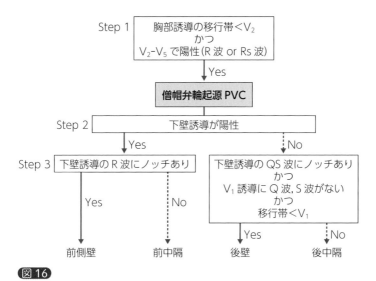

図16

(Tada H, et al. J Am Coll Cardiol. 2005; 45: 877-86[1] より改変)

KEY POINT

僧帽弁輪 PVC の中隔起源 vs 側壁起源

① QRS 幅 <140 ms で中隔起源，>140 ms で側壁起源を疑う．

② 下壁誘導にノッチがなければ中隔起源，notch があれば中隔から離れた起源を疑う．

---

5 僧帽弁輪前壁 vs AMC vs 左冠尖起源の鑑別

A 胸部誘導（V₁ の qR パターン，V₂ の intrinsicoid deflection time，V₆ の S 波の有無）に注目

図12 に示したように，僧帽弁前壁，AMC，左冠尖は解剖学的に隣り合っていて，この3つの部位から発生する PVC は非常によく似た波形を呈します．特に僧帽弁前壁と AMC は境界が曖昧であり，過去の報告の中にはこの2つの部位を明確に識別できていないものもあると思われます．

Kumagai らは，僧帽弁輪前壁（n = 8），AMC（n = 3），大動脈冠尖（n = 32,

左冠尖：30, 右冠尖：2），心外膜起源（n = 2）の 45 例の解析を報告しています．ま
ずこれらの領域起源の PVC には原則的に V_6 誘導に S 波がみられませんでした．
また AMC 起源の PVC は胸部誘導が単形性の R 波のみであり，僧帽弁輪起源
PVC や大動脈冠尖起源 PVC は V_6 誘導を除いた胸部誘導で R 波の後に小さな S
波を伴うことがあるとしています[4]．この理由については，AMC は左右に左冠尖
と僧帽弁前尖といった線維組織があり PVC の興奮の伝導は前方向のみに限られる
ためだと考察されています．また，同じく Kumagai らの報告ですが，大動脈冠尖
起源の PVC と比較すると僧帽弁輪前壁起源の PVC では QRS にデルタ波のよう
な鈍な立ち上がりがみられ，intrinsicoid deflection time（V_2 誘導での QRS 波の
立ち上がりからピークまでの時間）[12] が 85 ms 以上で僧帽弁輪前壁起源と推定でき
る（感度 75%, 特異度 83%）と報告しています[10]．**図 17** は，この 3 つの部位を
起源とする代表的な PVC 波形と Kumagai らの報告にあるフローチャートを改訂
したものです．このフローチャートにより 73% は正確な診断ができると報告して
います[13]．

　大動脈冠尖，AMC，僧帽弁輪から pacing を行いその 12 誘導波形を比較した報
告はいくつかあり，AMC から pacing を行うと 75 〜 80% で V_1 誘導に小さな Q 波
のあとに R 波がみられると報告されています[11, 14]．この所見は AMC 以外の部位
からでは再現されず，特異度の高い所見とされています．"qR" 波形が生じる要因
はこれらの論文に明記されていませんが，おそらく，僧帽弁輪と比較して少しだけ

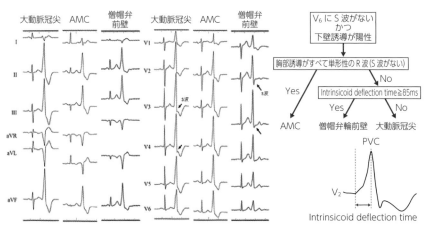

図 17

（Kumagai K. Journal of Arrhythmia. 2014; 30: 211-21[13] より改変）

右側に位置する AMC では，興奮が生じると左室自由壁方向に伝導する成分があり，それ反映している可能性が考えられます．一方，左冠尖からの pacing 波形では 79%で V_1 誘導は "M" もしくは "W" 型の notch を伴う形を呈すると報告されています [14] 図 18 ．

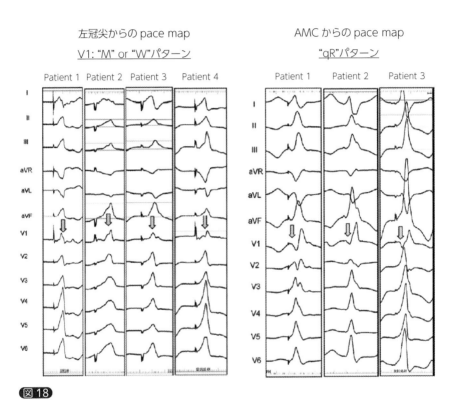

図 18

（Kumagai K. Journal of Arrhythmia. 2014; 30: 211-21 [13]　より改変）

KEY POINT

僧帽弁輪前壁 vs AMC vs 左冠尖の PVC 起源

① AMC 起源 PVC は胸部誘導が単形性 R 波であることが多く，僧帽弁輪前壁起源 PVC や左冠尖起源 PVC には V_6 以外の胸部誘導に S 波を伴うことが多い．

② 左冠尖 PVC に対して，intrinsicoid deflection time ≧ 85 ms で僧帽弁輪前壁起源 PVC が推測可能．

③ V_1 誘導の "qR" パターン は AMC 起源 PVC に特異的な所見である．

◆文献

1) Tada H, Ito S, Naito S, et al. Idiopathic ventricular arrhythmia arising from the mitral annulus: a distinct subgroup of idiopathic ventricular arrhythmias. J Am Coll Cardiol. 2005; 45: 877-86.

2) McAlpine W. Heart and Coronary Arteries: An Anatomical Atlas for Clinical Diagnosis, Radiological Investigation, and Surgical Treatment. New York: Springer-Verlag; 1974.

3) Shimoike E, Ohba Y, Yanagi N, et al. Radiofrequency catheter ablation of left ventricular outflow tract tachycardia: report of two cases. J Cardiovasc Electrophysiol. 1998; 9: 196-202.

4) Kumagai K, Fukuda K, Wakayama Y, et al. Electrocardiographic characteristics of the variants of idiopathic left ventricular outflow tract ventricular tachyarrhythmias. J Cardiovasc Electrophysiol. 2008; 19: 495-501.

5) Steven D, Roberts-Thomson KC, Seiler J, et al. Ventricular tachycardia arising from the aortomitral continuity in structural heart disease: characteristics and therapeutic considerations for an anatomically challenging area of origin. Circ Arrhythm Electrophysiol. 2009; 2: 660-6.

6) Steven D, Roberts-Thomson KC, Seiler J, et al. Ventricular tachycardia arising from the aortomitral continuity in structural heart disease: characteristics and therapeutic considerations for an anatomically challenging area of origin. Circ Arrhythm Electrophysiol. 2009; 2: 660-6.

7) McGuire MA, de Bakker JM, Vermeulen JT, et al. Atrioventricular junctional tissue. Discrepancy between histological and electrophysiological characteristics. Circulation. 1996; 94: 571-7.

8) Hai JJ, Chahal AA, Friedman PA, et al. Electrophysiologic characteristics of ventricular arrhythmias arising from the aortic mitral continuity-potential role of the conduction system. J Cardiovasc Electrophysiol. 2015; 26: 158-63.

9) Santangeli P, Hutchinson MD, Supple GE, et al. Right atrial approach for ablation of ventricular arrhythmias arising from the left posterior-superior process of the left ventricle. Circ Arrhythm Electrophysiol. 2016; 9: e004048.

10) Kumagai K, Yamauchi Y, Takahashi A, et al. Idiopathic left ventricular tachycardia originating from the mitral annulus. J Cardiovasc Electrophysiol. 2005; 16: 1029-36.

11) Dixit S, Gerstenfeld EP, Lin D, et al. Identification of distinct electrocardiographic patterns from the basal left ventricle: distinguishing medial and lateral sites of origin in patients with idiopathic ventricular tachycardia. Heart Rhythm. 2005; 2: 485-91.

12) Berruezo A, Mont L, Nava S, et al. Electrocardiographic recognition of the epicardial origin of ventricular tachycardias. Circulation. 2004; 109: 1842-7.

13) Kumagai K. Idiopathic ventricular arrhythmias arising from the left ventricular outflow tract: Tips and tricks. Journal of Arrhythmia. 2014; 30: 211-21.

14) Lin D, Ilkhanoff L, Gerstenfeld E, et al. Twelve-lead electrocardiographic characteristics of the aortic cusp region guided by intracardiac echocardiography and electroanatomic mapping. Heart Rhythm. 2008; 5: 663-9.

〈西村卓郎〉

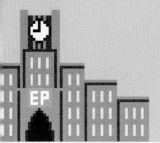

CHAPTER III

その他の起源

1 その他の右室起源（His 束近傍, moderator band）

●はじめに

本稿では右室起源の中で，His 束近傍と moderator band 起源の心室性不整脈の12 誘導心電図の特徴を考えていきたいと思います．

1 ｜ 解剖に関する専門用語

A His 束とは

His 束は心房から心室に興奮が伝導する際に通る刺激伝導系に含まれます．心室の興奮は心房の洞房結節から始まり，心房筋が興奮すると心房と心室の間にある房室結節に伝導が伝わります．その後，興奮は His 束，右脚，左脚を通り，Purkinje線維から乳頭筋付近に伝播します **図1** [1]．そのため，乳頭筋付近が心室の中では最も早く興奮することになります．心房から心室の間には三尖弁と僧帽弁があるため，心房から心室に興奮が伝わるためには，His 束を含む刺激伝導系を通る必要があります．His 束は中心線維体という絶縁体に囲まれており，中心線維体の一部である膜性中隔の下方を走行します **図2** [2]．膜性中隔は三尖弁の中隔尖で心房側と心室側とに分かれます．このため右心房側の膜性中隔は左心室と，右心室側の膜性中隔も左心室とに通じることになります [3]．三尖弁は僧帽弁よりも下方にあることに注意して下さい **図1** ．

B Moderator band とは

右脚は His 束から分かれた後に右室中隔の肉柱（septmarginal trabecula）の中を走行します．その後，分岐して moderator band を走行し，前乳頭筋の方に右室を横断します **図1** ．moderator band は右室腔を横断するため右室が過度に拡張

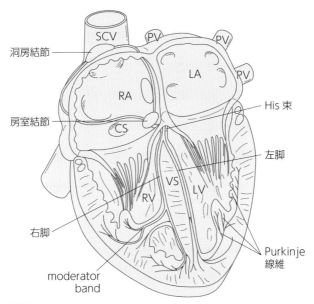

図1 ヒトの刺激伝導

（Jongbloed MR, et al. Differentiation. 2012; 84: 131-48[1] から改変）.
心臓の興奮は右心房の洞房結節から始まり，心房筋を経て房室結節
に伝わります．その後，His 束を介し，右脚，左脚，Purkinje 線維
を経て心室に興奮が伝わります．右脚は心室中隔の途中から
moderator band の中を通り右室自由壁側へと右室腔を跨いでい
ることがわかります.
CS: 冠静脈洞，LA: 左心房，LV: 左心室，PV: 肺静脈，RA: 右心房，
RV: 右心室，SCV: 上大静脈，VS: 心室中隔

することを防ぐ役割もしているため調節帯と呼ばれます．moderator band の太さ
や長さは個体差があり，100 人の解剖を調べた報告では，moderator band の平均
の厚さは 4.5 ± 1.8 mm，長さ 16.2 ± 2.3 mm とされ，長さの範囲は 11.3 mm から
24.3 mm と言われています **図3** [4]．さらに moderator band が分岐する部位（右
室中隔の位置）も個人によって異なりますが，多くは三尖弁と心尖部の中間，もし
くは中間より心尖部側で分岐します．右室と左室の関係性は単純に左右というわけ
ではなく，右室は右前方に，左室は左後方に位置していることが重要です．さらに
右室は正円形ではなく，短軸像で見ると左室と比べて三日月型をしていることも大
事な特徴です.

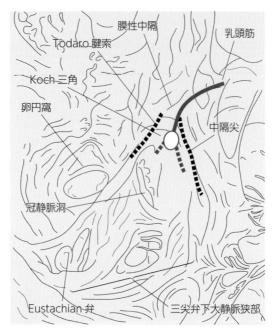

図2 房室結節から His 束付近の解剖

(Sánchez-Quintana D, et al. Heart. 2021 Dec 30:
heartjnl-2021-320304[2]) から改変)
三尖弁の中隔尖，Todaro 腱索，冠静脈洞で囲まれる
Koch 三角が確認できます（黒の点線は Todaro 腱索と
中隔尖を描出しています）．His 束は膜性中隔の下方を通
り，心室の方へと向かいます（赤の実線）．
Eustachian 弁：エースタキオ弁，Koch 三角：コッホ三
角，Todaro 腱索：トダロー腱索

2 │ 12 誘導心電図から起源を推定する

　不整脈が His 束近傍起源であることを 12 誘導心電図から疑うことは，治療を行
う前にその成功率や合併症を考慮する上で重要です．なぜならば上述のように His
束は唯一心房から心室に興奮を伝えることができる刺激伝導系であり，His 束に傷
害を与えてしまうと房室ブロックを起こしてしまうからです．moderator band 起
源の不整脈は心室細動を起こすことが報告されています．器質的な心疾患がない患
者において Purkinje 線維が由来の心室細動が報告されていますが，moderator
band も右脚がその中を走行しており，Purkinje 線維由来の不整脈が起きるとされ

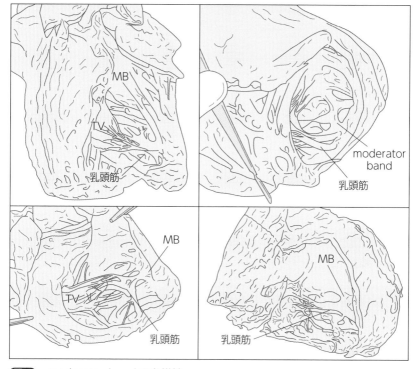

図3 moderator band の多様性

（Loukas M, et al. Clin Anat. 2010; 23: 443-50[4] から改変）

moderator band は右室の中隔から分岐し自由壁の前乳頭筋へ付着しますが，その太さ
や長さは個人差があります．さらに中隔からの分岐の位置も人によって異なります．

moderator band（MB）: 調節帯，TV: 三尖弁

ています **図4** [5]．そのため 12 誘導心電図から不整脈が moderator band 起源で
あることを疑うことも重要です．

A His 束近傍起源を疑う心電図の特徴

　解剖では His 束近傍は右室流出路と比較して，より右側でより低い位置だと考
えられます．そのため心電図の特徴として下壁誘導では流出路と比較して低い R
波（特に III 誘導が II 誘導と比較して低く，その比率が 65％以下であるとより可
能性が高い），右室中隔起源であるため V_1 誘導で QS パターン，I 誘導で高い R 波
と aV_L 誘導での R 波を認めます．V_{5-6} 誘導では His 束は心基部にあるため興奮は

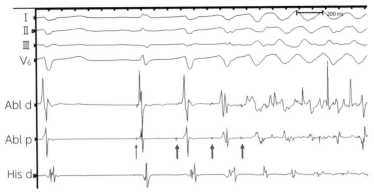

図4 moderator band で記録された Purkinje 電位

(Barber M, et al. Arrhythm Electrophysiol Rev. 2020; 8: 294-9[5])

心室期外収縮時に心室電位，QRS に先行した Purkinje 電位が確認されます．心室期外収縮から多形成心室頻拍，心室細動へと移行し，体外除細動を要したと報告されています．

心尖部に向かうことになるため陽性となります **図5** [6]．さらに不整脈が発生する部位による心電図の特徴に加え，刺激伝導系に隣接しているためにその他の心室性不整脈と比較して狭い QRS 幅となります **図6** [7]．これらの特徴は，不整脈起源が His 束電位記録部位の下方に位置している方が，その上方に位置している場合より強く現れます **図7** [8]．His 束上方起源と下方起源の不整脈を比較してみると，His 束上方起源の不整脈では下方起源の不整脈に比べて，①下壁誘導の R 波が高い，②I 誘導の R 波が低い，③V_1 誘導に r 波出現，といった特徴があります．これは His 束近傍の解剖を反映しており，His 束が走行している右室中隔に対して，右室流出路は左上後方へと伸展するためだと考えられます．前述したそれぞれの心電図所見の特徴は，①より上方起源，②より左方起源，③より後方起源であることを反映しています．

　His 束近傍の不整脈は右室側のみならず左室側にも起源を持つことがあります．この場合，右室と左室の His 束近傍で比較すると，左室側の His 近傍起源の場合には上記の特徴のうち，V_1 誘導で R 波成分が出現することが多くなります．不整脈の起源が中隔の中でも左室側にあればそれだけ V_1 誘導から離れた部位から興奮が拡がるためだと考えられます．QRS 幅は左側起源の方がより狭くなり，右室起源の QRS 幅は 131.5 ± 8.2 ms で左室起源のそれは 124.1 ± 6.3 ms と報告されています[7]．

JCOPY 498-13712

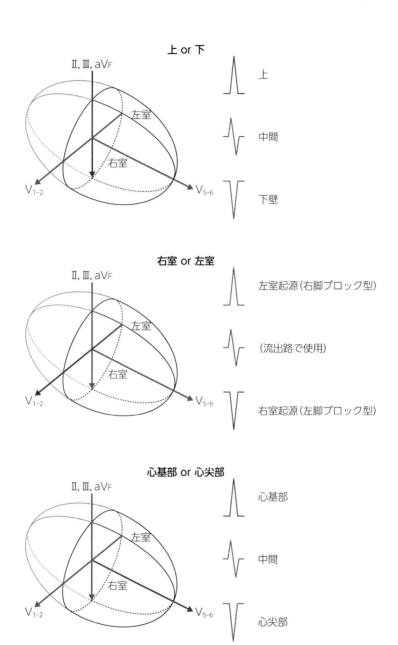

上 or 下

上

中間

下壁

右室 or 左室

左室起源（右脚ブロック型）

（流出路で使用）

右室起源（左脚ブロック型）

心基部 or 心尖部

心基部

中間

心尖部

図5 His束近傍起源の不整脈の12誘導心電図を考える

His束近傍も右室流出路とベクトルの方向は似ています．流出路と比較すると解剖学的により低く，右側になるので，まず下壁誘導のR波（下に向かうベクトル）は流出路のそれよりは小さくなります．次に右室のHis束近傍起源の不整脈はV₁誘導はQSもしくはS波を認めます．さらに起源は心基部であると考えられ，V₅₋₆誘導にR波を認めます．

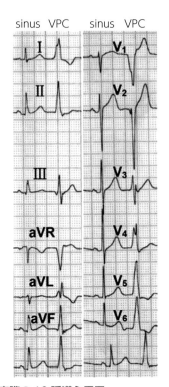

図6 His 束近傍起源の実際の 12 誘導心電図

(Yue-Chun L, et al. JACC Clin Electrophysiol. 2021; 7: 719-30[7])
下壁誘導（Ⅱ, Ⅲ, aVF）にて R 波を認め，Ⅲ誘導の R 波はⅡ誘導のそれと比較して低いことがわかります．V₁誘導は QS パターンとなっており，V₅₋₆ では高い R 波を認めます．Ⅰ誘導，aVL 誘導においても R 波を認めます．この心電図は His 束近傍の心室期外収縮の特徴的な心電図です．

　右室，左室にかかわらず，起源がより上方になると下壁誘導の R 波は高く，S波は低くなります．Ⅲ誘導で R 波が顕著であるものよりもⅢ誘導で q もしくは Q 波を認める場合にはアブレーションの成功率が高くなります．これは q もしくは Q 波でだけではなくⅢ誘導の S 波でも同様であり，R 波と S 波の比率で考えた場合，RⅢ/SⅢ ≦ 1.1 であれば His 束近傍起源の心室性不整脈に対してカテーテルアブレーションの奏効率が上がり，逆に RⅢ/SⅢ ＞ 1.2 の場合は起源と His 束との距離が 5mm 未満であると報告されています[7]．

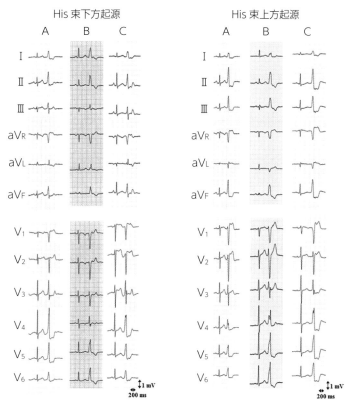

His 束下方起源　　　　　　　His 束上方起源

図7 His 束下方起源と His 束上方起源の心電図の違い

（Komatsu Y, et al. Europace. 2012; 14: 1778-85[8]）改変）

図の左側の 3 つの心電図は His 束下方起源の心電図で，右側の 3 つの心電図は His 束上方起源の心電図を示します．His 束下方起源の方が頻度は高いと報告されています．His束下方起源の心電図は，より His 束近傍の 12 誘導心電図の特徴と一致していることがわかります．

KEY POINT

His 束近傍起源を疑う心電図の特徴

① I，aVL 誘導で R 波

② 下壁誘導でやや低い R 波

③ QRS 幅が狭い

④ RII > RIII

B moderator band 近傍起源を疑う心電図の特徴

　moderator band は上述のようにその形態に個人差はありますが，多くの場合，三尖弁と心尖部の中間，もしくはそれより心尖部側で分岐し，右室腔を中隔側から前乳頭筋へと架橋します．そのため，moderator band 近傍起源の不整脈は右室の心尖部周囲起源のものと 12 誘導心電図上の特徴は類似していると考えられます．右室心尖部周囲ですので，まず興奮は上方へ向かうため下壁誘導は陰性となります．次に右室からの興奮であるため左脚ブロック型となります．I 誘導，aVL 誘導は多くの場合陽性となります **図8**．また His 束近傍起源に比べると幅広いですが，moderator band 起源も右脚が近傍にあるため比較的狭い QRS 幅となります（平均 152.8 ± 15.2 ms）．移行帯は V_4 以降が典型的ですが，moderator band は前述のように右室中隔から全乳頭筋へと右室内をまたぐため，不整脈の出口によって，移行帯や軸が変更することがあります **図9** [9]．moderator band の右室自由壁側からペーシングをした際に興奮の出口が変わり，QRS の波形が変化することも報告されています **図10** [10]．

KEY POINT

moderator band 近傍起源を疑う心電図の特徴

① 下壁誘導で S 波もしくは QS 波

② 左脚ブロック型

③ I，aVL 誘導で R 波

④ QRS 幅が比較的狭い

⑤ 移行帯や軸は moderator band の位置，不整脈の出口によって異なる

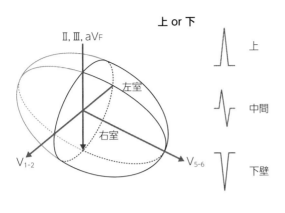

上 or 下

II, III, aVF

左室

右室

V$_{1-2}$ V$_{5-6}$

上

中間

下壁

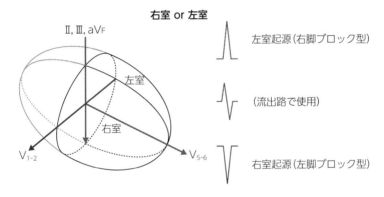

右室 or 左室

II, III, aVF

左室

右室

V$_{1-2}$ V$_{5-6}$

左室起源(右脚ブロック型)

(流出路で使用)

右室起源(左脚ブロック型)

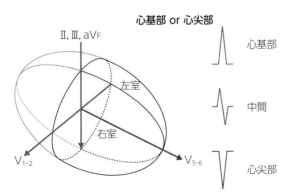

心基部 or 心尖部

II, III, aVF

左室

右室

V$_{1-2}$ V$_{5-6}$

心基部

中間

心尖部

図8 moderator band 起源の不整脈の 12 誘導心電図を考える

moderator band 起源の不整脈は右室の心尖部周囲からの不整脈とベクトルの方向は似ています．右室心尖部周囲ですので，まず興奮は上方へ向かうため下壁誘導は陰性となります．次に右室からの興奮であるため左脚ブロック型となります．最後に V$_{5-6}$ に関してですが，心尖部であれば陰性となりますが，moderator band の位置や不整脈の出口によって異なります．しかし，典型的には移行帯は V$_4$ 移行となります．

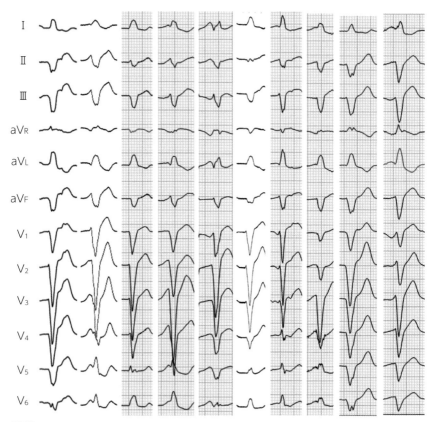

図9 moderator band 起源の心電図

(Sadek MM, et al. Heart Rhythm. 2015; 12: 67-75[9]) ．
すべての心電図で下壁誘導は陰性，左脚ブロック型ですが，移行帯は症例によって異なることがわかります．I 誘導，aVL 誘導は陽性です．

◆文献

1) Jongbloed MR, Vicente Steijn R, Hahurij ND, et al. Normal and abnormal development of the cardiac conduction system; implications for conduction and rhythm disorders in the child and adult. Differentiation. 2012; 84: 131-48.

2) Sánchez-Quintana D, Anderson RH, Tretter JT, et al. Anatomy of the conduction tissues 100 years on: what have we learned? Heart. 2021 Dec 30:heartjnl 2021-320304.

3) Igawa O. Anatomy of aorta, pulmonary artery, and ventricles. In: Hirao K, editor. Catheter Ablation-A current approach on cardiac arrhythmias. Springer; 2017. p.11-20.

4) Loukas M, Klaassen Z, Tubbs RS, et al. Anatomical observations of the moderator band. Clin Anat. 2010; 23: 443-50.

JCOPY 498-13712

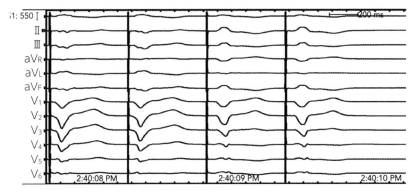

図 10 moderator band の右室自由壁側からのペーシング

(Chinitz JS, et al. Heart Rhythm Case Rep. 2019; 5: 578-81[10])

moderator band は右室の中隔から右室自由壁まで右室腔を跨いでいる構造物です．この図は右室自由壁側からのペーシング中に QRS の波形が変化し，興奮の出口が変化した症例を示しています．

5） Barber M, Chinitz J, John R. Arrhythmias from the right ventricular moderator band: Diagnosis and management. Arrhythm Electrophysiol Rev. 2020; 8: 294-9.

6） Yamauchi Y, Aonuma K, Takahashi A, et al. Electrocardiographic characteristics of repetitive monomorphic right ventricular tachycardia originating near the His-bundle. J Cardiovasc Electrophysiol. 2005; 16: 1041-8.

7） Yue-Chun L, Yuan-Nan L, Jing X, et al. R/S ratio in lead III predicts successful ablation of ventricular arrhythmias originating in para-hisian region. JACC Clin Electrophysiol. 2021; 7: 719-30.

8） Komatsu Y, Taniguchi H, Miyazaki S, et al. Two distinct electrocardiographic forms of idiopathic ventricular arrhythmia originating in the vicinity of the His bundle. Europace. 2012; 14: 1778-85.

9） Sadek MM, Benhayon D, Sureddi R, et al. Idiopathic ventricular arrhythmias originating from the moderator band: Electrocardiographic characteristics and treatment by catheter ablation. Heart Rhythm. 2015; 12: 67-75.

10） Chinitz JS, Sedaghat D, Harding M, et al. Adjuvant use of a cryoballoon to facilitate ablation of premature ventricular contraction-triggered ventricular fibrillation originating from the moderator band. Heart Rhythm Case Rep. 2019; 5: 578-81.

〈河村岩成〉

2 乳頭筋起源，ベラパミル感受性心室頻拍（VT）

●はじめに

　心室性期外収縮（PVC）の頻度としては，流出路起源が最も頻度が高く，乳頭筋起源 PVC の頻度は 5 ～ 7% 程度と比較的少ないと報告されています[1,2]．12 誘導心電図の波形は流出路起源のものとは大きく異なり，総論での 12 誘導心電図基本ルールがしっかりと身についているか確認しましょう．乳頭筋起源と術前に診断できることで，アブレーション時に心腔内エコーの準備ができたり，乳頭筋の内腔に最早期興奮部位が存在する可能性を考えながらマッピングできるため，術前診断が重要です．

　またベラパミル感受性心室頻拍（VT）に関しても，刺激伝導系と左室乳頭筋が密接に関係していることが報告されており，本稿であわせて解説していきます．

1 ┃ 解剖

　左室乳頭筋は僧帽弁を支える構造の一部になります．前乳頭筋・後乳頭筋に分けられますが，それぞれ 1 本の筋束ではなく群をなしていると考えられるため，正確には「乳頭筋群」となりますが，本稿では乳頭筋と表現していきます．まず，図11 に左室長軸像を示します．左心室を心尖部から弁輪まで半分に切ったシェーマになります．見えている部分は左室自由壁になりますが，ピンク色の構造体，上方に位置する筋束が前乳頭筋，下方に位置する筋束が後乳頭筋です．ここで重要なポイントは前後乳頭筋がともに左室自由壁に付着した構造体であるということです．このポイントは以後の乳頭筋起源の不整脈の理解に重要な知識となりますので覚えておいてください．次に 図12 に左室短軸像を示します．今度は心尖部から左室心基部に向けて覗き込んだ図とシェーマになります．図11 で学んだように前後乳頭筋は左室自由壁構造体になります．そのため，左室の中心を通る直線よりも側方に位置しています．前乳頭筋は左室上部の構造体というより，側方の構造体であることがわかります．

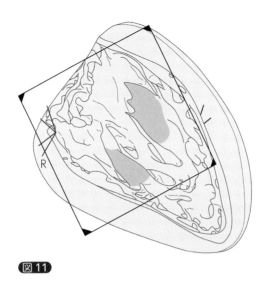

図 11

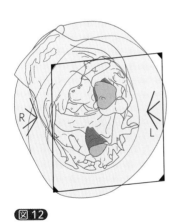

図 12

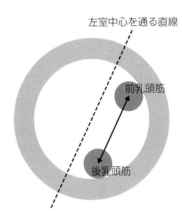

左室中心を通る直線

前乳頭筋

後乳頭筋

KEY POINT

① 前乳頭筋・後乳頭筋ともに左室自由壁に付着した構造体である．

② 前乳頭筋は左室上部ではなく側方に位置する．

2 | 解剖に関する専門用語

　乳頭筋起源 PVC においてはさらに細分化して 3 つのパートに分けることが多いです．乳頭筋の先端から基部までを 3 分割して，tip，body，base と分類します **図13**．tip 起源が比較的多く（41 〜 67%）報告されています[3,4]．可動性に富み，安定した固定やコンタクトフォースを得難い点で乳頭筋起源 PVC アブレーションを難しくしていると考えられています．

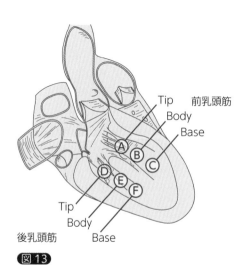

図13

EXPERT MEMO

　　　乳頭筋が僧帽弁を支える構造体である以上，僧帽弁疾患と乳頭筋起源 PVC は互いに関連があると考えられています．650 例の 40 歳以下の若年性突然死に対する剖検での検討[5]では，43 例（7%）において僧帽弁逸脱を認めています．全例に右脚ブロック型の心室性不整脈の既往があり，乳頭筋領域での左室線維化が認められています．僧帽弁逸脱合併の心室細動（VF）を引き起こす PVCに対するアブレーション（PVC トリガーアブレーション）も行われており[6,7]，その成功部位は乳頭筋となることが多いです．若年性の失神や心室細動を認めた際に，PVC 波形や僧帽弁疾患にも注目してアプローチしてみましょう．

3 ｜ 乳頭筋起源を疑う心電図の特徴

A 前乳頭筋起源 図14

　前乳頭筋起源の PVC は，左室起源であることから V_{1-2} で陽性，右脚ブロック波形になります．解剖のセクションで勉強したように心臓上部の構造体ではないため下方軸にならないこともあります．図14 のように，ただ，前乳頭筋は左室側壁のやや上方に位置するため，心室興奮は右下方に向かうことから，その方向を反映

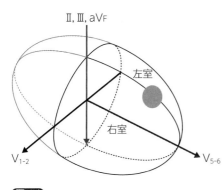

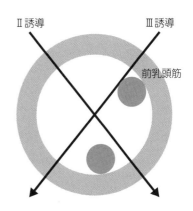

図14

するⅢ誘導ではⅡ誘導に比して陽性になることが多いです．心基部と心尖部の中間から起きることから V$_{5-6}$ は R ≒ S となります．

KEY POINT

① 前乳頭筋起源 PVC は V$_{1-2}$ で陽性，右脚ブロック．

② R 波：Ⅲ＞Ⅱ 図15 ．

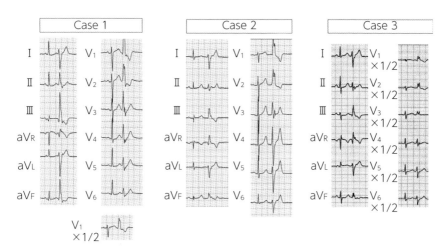

図15

B 後乳頭筋起源 図16

　後乳頭筋起源の PVC も V$_{1-2}$ で陽性右脚ブロック波形になります．後乳頭筋は左室下壁の構造体であり，上方軸（Ⅱ，Ⅲ，aV$_F$ は陰性）になります．心基部と心尖部の中間から起きることから V$_{5-6}$ は R ≒ S となります．

JCOPY 498-13712

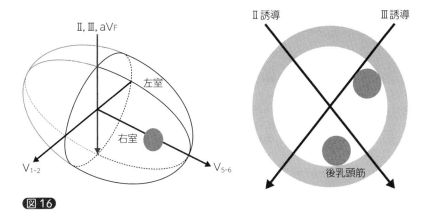

図 16

KEY POINT

① 後乳頭筋起源 PVC は V₁₋₂ で陽性，右脚ブロック.

② 上方軸（Ⅱ，Ⅲ，aVF は陰性） 図17 .

Case 1

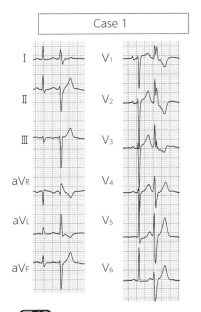

Case2

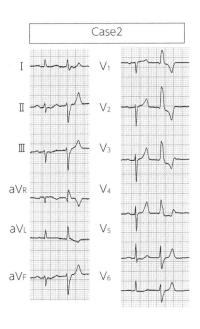

図17

4 右脚ブロックを呈する PVC: 他の起源との鑑別

鑑別
1
僧帽弁輪起源 PVC との鑑別 図18

　僧帽弁輪起源 PVC においては心基部よりの起源であるため，V_{5-6} 誘導で R 波 ＞ S 波となります．また心臓の一番後ろ側（背側）からの興奮になることを反映して前胸部誘導で positive concordance（V_{1-6} で陽性成分のみになる）になることがあります．乳頭筋および脚枝起源 PVC を含めた 52 例での検討では，V_5 での R 波 ＞ S 波は僧帽弁輪起源 PVC（n = 19）において 100%に認められましたが，乳頭筋および脚枝起源 PVC（n = 66）では，18%にしか認められませんでした[8]．また前胸部誘導 positive concordance に関しても僧帽弁輪 PVC では 68%に認められたのに対して，乳頭筋および脚枝起源 PVC では 9%にしか認められませんでした[8]．

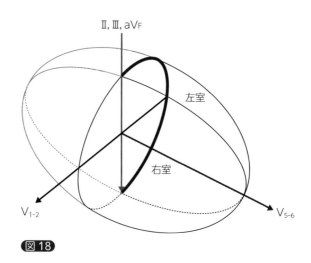

図18

KEY POINT

① 僧帽弁輪起源 PVC は V_5 で R 波 > S 波 図19 .

② 前胸部 positive concordance は僧帽弁輪起源を疑う.

Case 1	Case 2

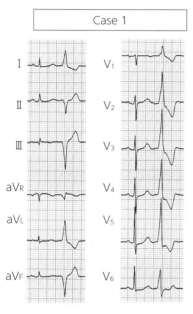

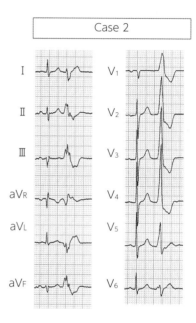

僧帽弁輪 6 時方向

僧帽弁輪 2 時方向

図19

 脚枝起源 PVC との鑑別 図20

　前乳頭筋起源と左脚前枝起源，後乳頭筋起源と左脚後枝起源のそれぞれの鑑別となります．脚枝は乳頭筋に比べて，刺激伝導系を使って，左室・右室を早期に興奮させることができるため QRS 幅が短縮します．脚枝起源（n = 8）と乳頭筋起源（n = 9）を比較した検討[2]では QRS 幅はそれぞれ 127 ± 11 ms と 150 ± 15 ms であり，乳頭筋起源の方が QRS 幅は広かったと報告されております．

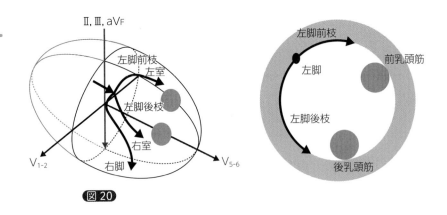

図 20

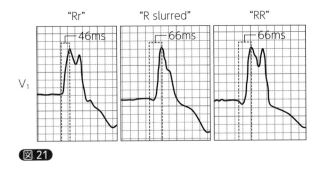

図 21

また，乳頭筋 PVC の方が，中隔より遠い位置から（V₁ 誘導から遠い位置）興奮が始まるため，V₁ 誘導の最初の陽性波が大きくなります．右脚ブロック型心室性不整脈鑑別としての，乳頭筋起源 PVC 111 例と対照群 111 例を比較した検討[9]では，図 21 のように V₁ 誘導の QRS 波形が「Rr」「R slurred」「RR」に当てはまれば感度 93%，特異度 98% で乳頭筋起源 PVC を判定可能と報告されています．また，V₁ 誘導の R 波ピークまでの時間も前乳頭筋起源（63 ± 13 ms），後乳頭筋（66 ± 11 ms），対照群（79 ± 24 ms）と乳頭筋群で有意に短くなっています 図 22．

図 23 は乳頭筋起源 PVC の興奮パターンです．まず乳頭筋近傍の心筋と中隔心筋が興奮します．その後に左室心筋の残っている部分が興奮し，最後に右室が興奮します．このため，最初に大きな R 波が出現します．図 24 は脚枝起源 PVC の興奮パターンです．まず脚枝から中隔心筋が興奮します．その後に左室心筋が興

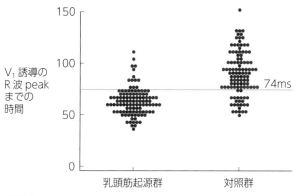

V₁ 誘導の
R 波 peak
までの
時間

74ms

乳頭筋起源群　　　　　対照群

図 22

(Briceno DF, et al. Heart Rhythm. 2020; 17: 1711-8[9]) より改変)

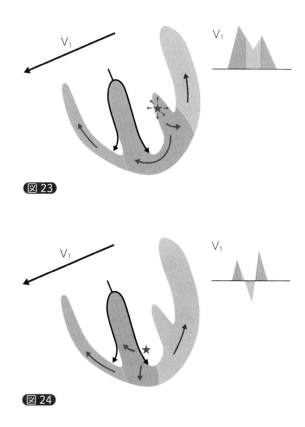

図 23

図 24

奮し，最後に右室が興奮します．そのため最初のR波小さくなり，その後に陰性成分を認めてから，最後に再度R波が出現します．

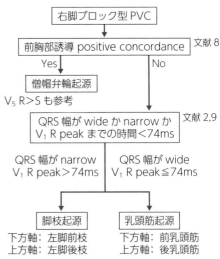

KEY POINT

① 乳頭筋起源PVCは脚枝起源PVCよりQRS幅が広い．
② 乳頭筋起源PVCは脚枝起源PVCよりV₁でRピークまでが短い 図25．

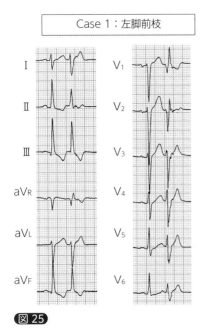

Case 1：左脚前枝

図25

右脚ブロック型PVC

前胸部誘導 positive concordance　文献8

Yes　　　　　　　　No

僧帽弁輪起源
V₅ R>S も参考

QRS幅が wide か narrow か　文献2,9
V₁ R peak までの時間<74ms

QRS幅が narrow　　QRS幅が wide
V₁ R peak>74ms　　V₁ R peak≦74ms

脚枝起源　　　　　乳頭筋起源
下方軸：左脚前枝　下方軸：前乳頭筋
上方軸：左脚後枝　上方軸：後乳頭筋

図26　流出路を除く左室起源PVCの12誘導心電図診断アルゴリズム

5 ベラパミル感受性心室頻拍（VT）

　ベラパミル感受性VTは特発性（基礎疾患を有しない）VTの中で，右室流出路に次いで多くみられます．1979年にZipesらによって3徴，①心房ペーシングによって誘発可能，②VT波形が右脚ブロック・左軸偏位，③器質的心疾患を伴わない，が報告され[10]，1981年にベラパミル感受性が報告されています[11]．近年では器質的心疾患を有する症例においても合併することがあると言われています．

　このVTは頻拍回路の一部に異常Purkinje線維を含むマクロリエントリー性頻

拍（**図27**）と考えられています[12,13]．12誘導心電図診断としては，心室興奮がはじまる部位（**図27**の赤点線で囲まれた領域）が重要になります．①左脚後枝領域，②左脚前枝領域に加え，③後乳頭筋領域，④前乳頭筋領域，⑤上部中隔型が報告されています[14]．12誘導心電図波形としてはそれぞれ，①左脚後枝起源，②左脚前枝起源，③後乳頭筋起源，④前乳頭筋起源のPVC波形に似ると考えられます（**図28**に整理します．前述，乳頭筋起源PVCの項も参照してください）．

それぞれの鑑別としては，①〜④はどれも右脚ブロック波形になり，①③は上方軸に，②④は下方軸になります．①は左軸偏位となるのに対して，③は北西軸もしくは水平軸になります．②はV_{5-6}でR波＞S波となるのに対して，④はR波＜S波となります[14]．

残りの⑤上部中隔型に関しては，他のtypeのベラパミル感受性VT治療後に認めることが多く，QRS幅が狭いことが特徴です[15]．洞調律中のQRS幅が90 ± 19 msに対して，VT中のQRS幅が104 ± 18 msと報告されております．**図29**に示しますように，左脚前枝・後枝がほぼ同時に伝導し，わずかに遅れた右脚も速やかに伝導することで，洞調律中と同様のQRS波形，もしくは不完全右脚ブロック波形になります．

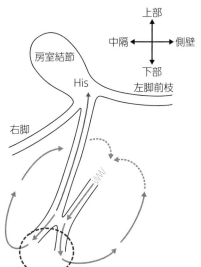

図27

(Phanthawimol W. JACC Clin Electrophysiol. 2021; 7: 843-54[16] より改変)

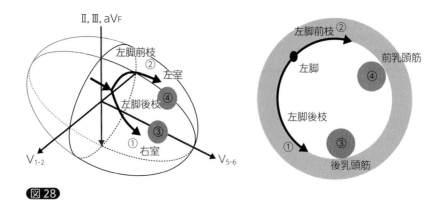

図28

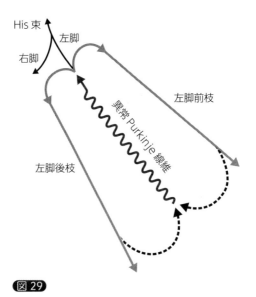

図29

（Talib AK, et al. JACC Clin Electrocardiol. 2015; 1: 369-80[15]）
より改変）

JCOPY 498-13712

KEY POINT

① ベラパミル感受性 VT は，1）左脚後枝領域，2）左脚前枝領域に加え，3）後乳頭筋領域，4）前乳頭筋領域，5）上部中隔型がある．

② 右脚ブロック，上方軸は左脚後枝もしくは後乳頭筋起源．

③ 右脚ブロック，下方軸は左脚前枝もしくは前乳頭筋起源．

④ 上部中隔型は VT なのに QRS 幅が非常に狭い 図30 ．

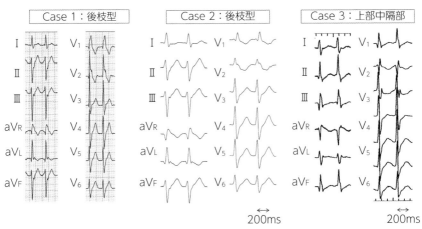

図30

EXPERT MEMO

　　　ベラパミル感受性 VT の中で，左脚後枝型が最も多いのですが，2021 年，同頻拍回路を逆回転する頻拍が報告されました[16]．通常の左脚後枝型ベラパミル感受性 VT と違って，心室興奮がはじまる部位（図31 の赤点線で囲まれた領域）は左室上部中隔領域が想定されます．これを反映して 12 誘導心電図では，①下方軸，②V₁ で深い S 波成分（rSr'），③V₅₋₆ で S 波なし，④移行帯は V₁₋₂ となります 図32 ．ただし，これらの所見のみで逆回転左脚後枝型ベラパミル感受性 VT を診断することは困難です．電気生理学検査を行い，頻拍中の HV 間隔などの所見から診断することになります．興味深い 12 誘導心電図の所見を心内心電図で確定したくなれば，ぜひ心内心電図の世界にも一緒に飛び込んでいきましょう．

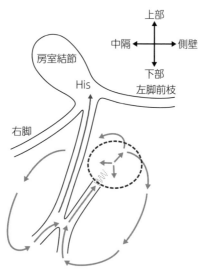

図31 逆回転左脚後枝型ベラパミル感受性 VT

（Phanthawimol W, et al. JACC Clin Electrophysiol. 2021; 7: 843-54[16]より改変）

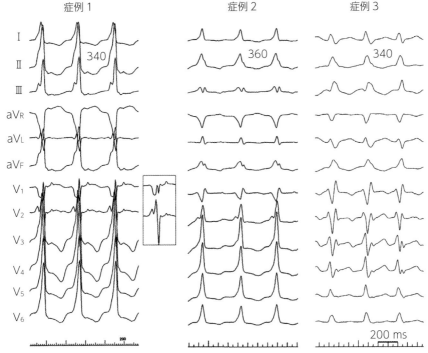

図32

（Phanthawimol W, et al. JACC Clin Electrophysiol. 2017; 7: 843-54[16]）より改変）

謝辞

　今回，乳頭筋・脚枝・僧帽弁輪起源の12誘導心電図を集めるにあたり，天理よろづ相談所病院 西内英先生，桜橋渡辺病院 田中耕史先生・岡田真人先生に多大なご協力をいただきました．ここに謝意を述べさせていただきます．

◆文献

1) Sarrazin JF, Nault I. When to consider ablation for premature ventricular complexes? Can J Cardiol. 2021. (Online ahead of print)

2) Good E, Desjardins B, Jongnarangsin K, et al. Ventricular arrhythmias originating from a papillary muscle in patients without prior infarction: a comparison with fascicular arrhythmias. Heart Rhythm. 2008; 5: 1530-7.

3) Lin AN, Shirai Y, Liang JJ, et al. Strategies for catheter ablation of left ventricular papillary muscle arrhythmias: An Institutional Experience. JACC Clin Electrophysiol. 2020;

6: 1381-92.

4) Peichl P, Baran J, Wichterle D, et al. The tip of the muscle is a dominant location of ventricular ectopy originating from papillary muscles in the left ventricle. J Cardiovasc Electrophysiol. 2018; 29: 64-70.

5) Basso C, Perazzolo Marra M, Rizzo S, et al. Arrhythmic mitral valve prolapse and sudden cardiac death. Circulation. 2015; 132: 556-66.

6) Syed FF, Ackerman MJ, McLeod CJ, et al. Sites of successful ventricular fibrillation ablation in bileaflet mitral valve prolapse syndrome. Circ Arrhythm Electrophysiol. 2016; 9: e004005.

7) Enriquez A, Shirai Y, Huang J, et al. Papillary muscle ventricular arrhythmias in patients with arrhythmic mitral valve prolapse: Electrophysiologic substrate and catheter ablation outcomes. J Cardiovasc Electrophysiol. 2019; 30: 827-35.

8) Al'Aref SJ, Ip JE, Markowitz SM, et al. Differentiation of papillary muscle from fascicular and mitral annular ventricular arrhythmias in patients with and without structural heart disease. Circ Arrhythm Electrophysiol. 2015; 8: 616-24.

9) Briceno DF, Santangeli P, Frankel DS, et al. QRS morphology in lead V1 for the rapid localization of idiopathic ventricular arrhythmias originating from the left ventricular papillary muscles: A novel electrocardiographic criterion. Heart Rhythm. 2020; 17: 1711-8.

10) Zipes DP, Foster PR, Troup PJ, et al. Atrial induction of ventricular tachycardia: Reentry versus triggered automaticity. Am J Cardiol. 1979; 44: 1-8.

11) Belhassen B, Rotmensch HH, Laniado S. Response of recurrent sustained ventricular tachycardia to verapamil. Br Heart J. 1981; 46: 679-82.

12) Liu Q, Shehata M, Jiang R, et al. Macroreentrant loop in ventricular tachycardia from the left posterior fascicle: New implications for mapping and ablation. Circ Arrhythm Electrophysiol. 2016; 9: e004272.

13) Nogami A, Naito S, Tada H, et al. Demonstration of diastolic and presystolic Purkinje potentials as critical potentials in a macroreentry circuit of verapamil-sensitive idiopathic left ventricular tachycardia. J Am Coll Cardiol. 2000; 36: 811-23.

14) Komatsu Y, Nogami A, Kurosaki K, et al. Fascicular ventricular tachycardia originating from papillary muscles: Purkinje network involvement in the reentrant circuit. Circ Arrhythm Electrophysiol. 2017; 10: e004549.

15) Talib AK, Nogami A, Nishiuchi S, et al. Verapamil-sensitive upper septal idiopathic left ventricular tachycardia: Prevalence, mechanism, and electrophysiological characteristics. JACC Clin Electrophysiol. 2015; 1: 369-80.

16) Phanthawimol W, Nogami A, Haruna T, et al. Reverse-type left posterior fascicular ventricular tachycardia: A new electrocardiographic entity. JACC Clin Electrophysiol. 2021; 7: 843-54.

〈松永泰治〉

JCOPY 498-13712

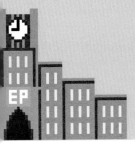

心外膜起源

●はじめに

　心外膜起源とは，心室筋の外側（心外膜側）に不整脈起源があるものを指してい
ます．基礎心疾患を持たない特発性心室性不整脈のうち，心外膜側に起源がある場
合の好発部位は，左室流出路の心外膜側である left ventricular summit（LV sum-
mit）と **図1**，心臓下面で房室間溝と後室間溝の十字交差部（Crux）を起源とす
る Crux 領域 **図2** であることが知られています．両者はいずれも心外膜側に起源
を持つことから，通常の心内膜側からのカテーテルアブレーションでは治療困難で

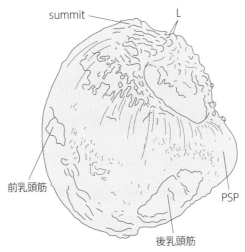

図1　心室を後ろから見た図を示します

LV summit は，まさに左心室の頂点に位置する部位を指します．
この図では心臓の血管と脂肪が取り除かれており，心筋のみが示
されています．
PSP: posterior superior process
（Macarpine anatomy より）

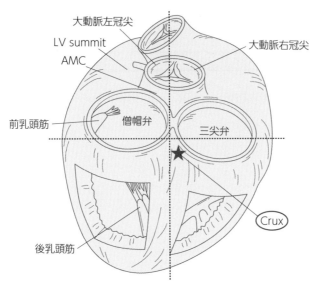

大動脈左冠尖

LV summit

AMC

大動脈右冠尖

前乳頭筋

僧帽弁

三尖弁

Crux

後乳頭筋

図2 心臓を下面から見上げています

LV crux は LV summit とは逆方向で，心臓の底部領域に位置しています．

AMC: aortomitral community

(Enriquez A, et al. Heart Rhythm. 2019; 16: 1538-44)[1]

あることも多く，このため心外膜側起源であるかを術前に予測しておくことは，非常に重要であると考えられます．

1 LV summit 起源の心室性不整脈

1 解剖

　LV summit とは，左室心外膜側の最頂部（summit）を指しています．実際にはより詳細にその領域が定義されており，①左冠動脈前下行枝と回旋枝に挟まれた表層領域において，②前下行枝第一中隔枝を底部とし，弧を描いて切り取られた扇形領域，が LV summit とされています **図3**[2]．LV summit を起源とする心室性不整脈はまれならず遭遇するのですが，カテーテルアブレーションによる治療に難渋することが多く，大きな関心領域となっています．なお summit という英語は，山の山頂と首脳会談という2つの意味を併せ持ちます．左室心筋の一番頂上であるこの部位は，同時に冠動脈の主幹部が集まる領域でもあり，まさに LV summit と呼

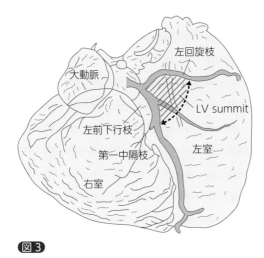

図 3

(Santangeli P, et al. Circ Arrhythm Electrophysiol. 2015; 8: 337-43)[8]

ぶべき場所と言えます.

　またLV summit を理解する際には，LV summit に近接している静脈の存在がきわめて重要であり，こちらも覚えておく必要があります．LV summit の境界を形成している左冠動脈回旋枝は，冠静脈洞の延長となる大心静脈の遠位部（distal great cardiac vein: dGCV）と伴走しています．つまり，dGCV も左冠動脈回旋枝と同様に LV summit の境界線を形成しているイメージです．そして dGCV はその延長で，前室間溝静脈（anterior interventricular vein: AIV）と名前を変え，回旋枝との伴走を離れ，LV summit 表面側を縦断するように心尖部方向へ分岐して行きます．実際の LV summit アブレーション時は，これら dGCV あるいは AIV まで挿入した電極カテーテルが診断に必要不可欠であり，位置関係を理解しておく必要があります．また AIV は後述するように LV summit 領域を区分して考える際にも必須となる静脈であり，重要な存在です **図 4** .

　左冠動脈前下行枝と回旋枝に挟まれた領域において，前下行枝第一中隔枝を底部とし，弧を描いて切り取られた扇形領域が LV summit 領域，と定義されています．

　LV summit 起源であるかどうかは，多くの場合 dGCV あるいは AIV に挿入したカテーテルで診断されます．

　LV summit を矢状断で見たものが **図 5** となります．LV summit は左室頂部の表層（surface）領域と定義されており，本書でもそのイメージで記しています[2].

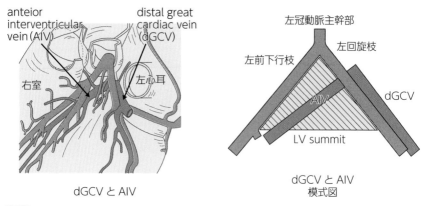

dGCV と AIV

dGCV と AIV
模式図

図 4

dGCV: distal great cardiac vein（大心静脈遠位部），
AIV: anterior interventricular vein（前室間溝静脈）

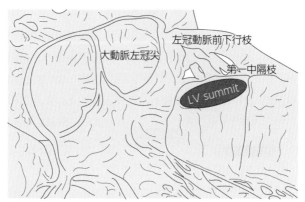

図 5　紫色の囲みの部分が，LV summit を示しています．

（Enriquez A, et al. Heart Rhythm. 2017;14:141-8.[3] より改変）

2 │ 解剖に関する専門用語

　LV summit は，その領域を通過する AIV により二分化することができます[4]．二分化された領域のうち，より心室基部側（basal）を basal LV summit と呼び，より心尖部側（apical）を apical LV summit と呼んでいます **図 6**．basal LV summit はより冠動脈の主幹部に近いため，アブレーション時にもし心外膜からのアプローチを行ったとしても冠動脈損傷のリスクがより大きく，また脂肪層もより

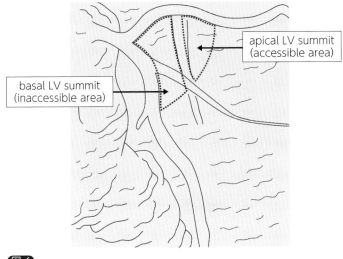

図6

(Santangeli P, et al. Circ Arrhythm Electrophysiol. 2015;8:337-43[8]) より改変)

厚いため結果的に不成功となりやすいことが知られています．このため basal LV summit を inaccessible area と呼び，一方の apical LV summit は比較的アブレーションで治療可能なことが多いことから，accessible area と呼ぶこともあります．

　なお，心外膜（epicardium）は文字通り心臓の外側にあり，心臓外側の空間である心膜腔（pericardium）を形成しています．心外膜は結合組織であり心筋細胞がないため不整脈起源にはなり得ず，このため「心外膜起源心室性不整脈」は厳密には不適切な言い方であると考えられます．

　ですが実臨床ではより簡潔な言い方が好まれるからか俗称として「心外膜起源」と呼ばれることがしばしばあり，本書でもこの言い方を使用しています **図7** ．

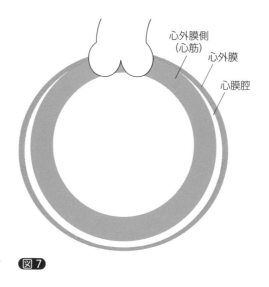

心外膜側
（心筋）

心外膜

心膜腔

図7

KEY POINT

LV summit の解剖と専門用語

① LV summit は，左室の一番頂上の心外膜側に存在し，左冠動脈前下行枝と回旋枝に囲まれた扇型の領域を指す．

② 心外膜側が起源であるため，通常の心内膜側からのアプローチでは治療が困難なことがある．またその場合にもし心外膜穿刺を行ってアプローチをしたとしても，通電による冠動脈損傷のリスクがあり，また脂肪層が厚く治療に難渋することがある．LV summit は流出路起源心室性不整脈に対するアブレーションとしては，最難関の場所である．

3 │ LV summit 起源を疑う心電図の特徴

　LV summit 起源の不整脈は，summit（頂上）の言葉通り心臓のより高い所から興奮が始まることを反映して，下壁誘導（II，III，aVF）で高い陽性R波（下方軸）の形となります．また文字通りLV起源であるため，V₁誘導でR＞Sとなり右脚ブロックパターンになることが多いです．しかし一方で，R＜Sとなり左脚ブロ

ックパターンを示すこともあり，特に basal LV summit では左脚ブロックパターンをしばしば示すことが知られています．basal LV summit から apical LV summit に移るにつれ，左脚ブロックから右脚ブロックパターンに変化していくイメージです．このように心電図波形が大きく変化することの理由として，心室中隔の存在が想定されています．すなわち，より心室中隔付近に存在する basal LV summit 起源では左脚ブロックパターンのことが多く，一方 apical LV summit では心室中隔から離れるため，右脚ブロックパターンになるという考え方です．実際に LV summit 起源のうち，basal LV summit に近い AIV 起源では左脚ブロックパターンとなることが多く，apical LV summit に近い dGCV 起源では右脚ブロックパターンになる傾向が示されています **図8** ．

一方，他の流出路不整脈と同様，LV summit は心基部側に存在するため，V$_{5-6}$ で R 波となります **図9** ．

KEY POINT

LV summit 疑う心電図の特徴

① 上下方向（赤）II, III, aV$_F$ 誘導で高い R 波（下方軸）．

② 前後方向（黒）：V$_{1-2}$ で R 波（右脚ブロックパターン），あるいは QS か rS 波（左脚ブロックパターン）のどちらもあり．

③ 心基部 – 心尖部方向（茶）：V$_{5-6}$ で R 波．

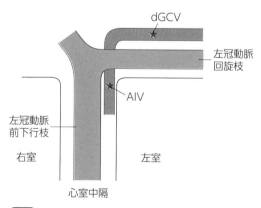

図8

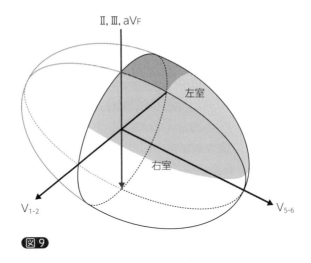

図9

下記に LV summit 症例の実例を示します 図10.

4 | LV summit の詳細な部位診断

 LV summit 起源か，他の流出路起源か

A aVL/aVR 比に注目

LV summit 領域は流出路不整脈の中でもより左外側に位置していると考えられ，このため心室の興奮ベクトルは左側から右側に向いており，結果的に側壁誘導であるⅠ誘導のR波は低く，S波は大きくなることが多いです．これと同様の理由で，LV summit 起源ではⅡ誘導とⅢ誘導のR波の大きさを比較したⅢ/Ⅱ比（R波）は大きくなり，またaVL誘導とaVR誘導でのQ波の大きさを比較したaVL/aVR比（Q波）も大きくなることが知られています．特にaVL/aVR比は，流出路起源心室性不整脈において起源が心外膜側にあるかどうかを予測するヒントになることが知られています 図11.

B R wave pattern break in lead V₂ に注目

basal LV summit のうち，左冠動脈前下行枝の存在する前心室間溝（anteiror interventricular sulcus）に不整脈起源がある場合には， 図12 のように V₂ 電極

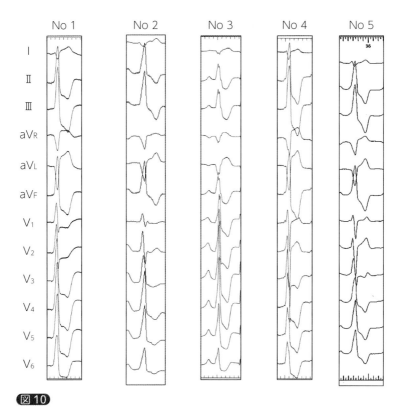

図10

に向かう R 波が相対的に小さくなると考えられ，V_1，V_3 と比較して V_2 の R 波が小さくなる，「R wave pattern break in lead V_2」という現象が観察されることがあります **図13** [7]．通常，流出路領域の心室性不整脈は V_1 から V_6 に向かうにつれて順々に R 波が大きくなっていくことが多いのですが，ここではいったん V_2 で R 波が減弱するということで，通常のパターンが崩される，「pattern break」という呼び方になっています．ただしこの現象は前心室間溝起源でも全例に見られるわけではなく，個人差を伴って出現することに注意が必要です．

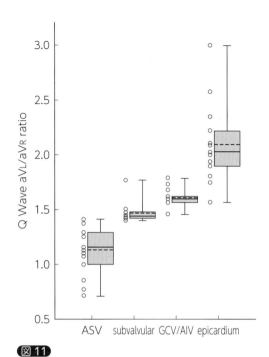

図11

(Lin C-Y, et al. Heart Rhythm. 2016;13:111-21)[6]

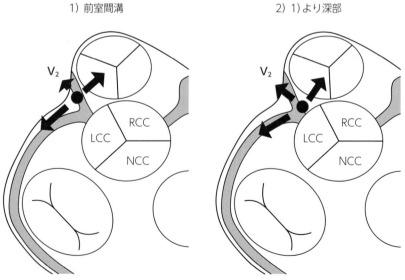

1) 前室間溝   2) 1)より深部

図12 R wave pattern break in lead V₂ のシェーマ

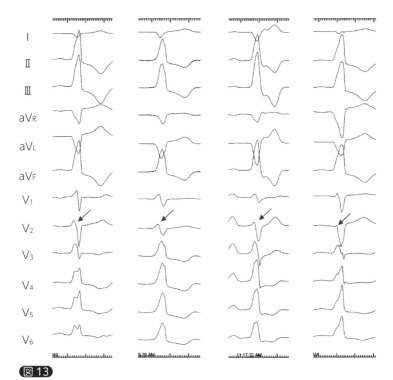

図13

(Hayashi T, et al. J Cardiovasc Electrophysiol. 2017; 28: 504-14[7] より改変)

EXPERT MEMO

・心外膜側アプローチで治療可能な，LV summit 起源不整脈の特徴は？

　Pasquale らは，LV summit 起源心室性不整脈に対し心外膜アプローチを必要とし，かつ治療に成功した症例の12誘導心電図の特徴を報告しています．ここでは，下記の心電図の特徴のうち2つ以上を満たす場合に，有意に心外膜側で成功することが多かったと報告されています[8]．

1. aVL/aVR（Q波）比が1.85より大きい．
2. V1におけるR/S比が2より大きい．
3. V1にQ波がない．

これは，下記のように解釈が可能であると考えられます．

1. aV$_L$/aV$_R$（Q波）比が 1.85 より大きい→ *LV summit* の中でも，より左側から出ている．

2. V$_1$ における R/S 比が 2 より大きい→ *LV summit* の中でも，より左側から出ている．

3. V$_1$ に Q波がない→中隔起源ではない（*basal LV summit* ではない）．

つまり LV summit のうち，より左方側で心室中隔から離れた apical LV summit 領域 **図5** が起源である場合は心外膜側アプローチにて成功する場合が多い，と解釈されます．この心電図指標は，LV summit 症例に対し心外膜アプローチを行うかどうかの判断の一助になると考えられます．

・対側の LVOT からの通電で治療可能な，LV summit（dGCV/AIV）起源不整脈の心電図の特徴は？

dGCV または AIV で最早期興奮が得られた LV summit 起源心室性不整脈のうち，対側となる LVOT（左室心内膜側または大動脈洞）からの通電で治療可能であった症例は，有意に I 誘導で先行する小さな r 波（initial r 波）を認めていた，と Nagashima らは報告しています．実際のアブレーションにおいて dGCV や AIV 内から直接アブレーションを行う場合は，周囲の冠動脈への損傷のリスクがあるため通常の出力で通電を行うことは困難なことが多いです．一方 LVOT からの通電は，冠動脈主幹部の位置を確認し避けるように行えば比較的治安全であり，通常出力での通電が可能であると考えられます．心室性不整脈が LV summit 起源であった場合に，I 誘導に initial r 波があった場合は，より治療がしやすいかもしれません．またその他，左脚ブロック右軸偏位型（I 誘導が rS または QS）を示す流出路起源心室性不整脈に注目して成功通電場所を検討した場合でも，やはり I 誘導に initial r 波があった場合に LVOT で治療に成功することが多かった，とする報告もあり，Nagashima らの報告と一致しています[9]．流出路起源心室性不整脈においては，I 誘導は重要なヒントになっていると言えます．

5 │ LV summit 起源不整脈の12誘導心電図診断アルゴリズムのまとめ

　波形の多様性と近接する他部位波形との相似性からか，LV summit 起源心室性不整脈と他の流出路起源心室性不整脈とを鑑別するための簡便な12誘導心電図アルゴリズムは，いまだない状態と考えられます．しかし前述のように，LV summit 起源は下壁誘導で下方軸の高いR波を持ち，I誘導でr/S比が小さくあるいはQS pattern であり，かつ aVL/aVR 比（Q波）が大きいことがその心電図特徴であると言え，これら所見を注意して見る必要があります．またその他，R wave pattern break in lead V_2 が見られた際などは左冠動脈前下行枝近傍の basal LV summit 起源である可能性が示唆され，これら心電図所見が LV summit 起源であることの予測補助になると考えられます．

◆文献

1) Enriquez A, Baranchuk A, Briceno D, et al. How to use the 12-lead ECG to predict the site of origin of idiopathic ventricular arrhythmias. Heart Rhythm. 2019; 16: 1538-44.

2) Yamada T, McElderry HT, Doppalapudi H, et al. Idiopathic ventricular arrhythmias originating from the left ventricular summit: Anatomic concepts relevant to ablation. Circ Arrhythm Electrophysiol. 2010; 3: 616-23.

3) Enriquez A, Malavassi F, Saenz LC, et al. How to map and ablate left ventricular summit arrhythmias. Heart Rhythm. 2017; 14: 141-8.

4) Yamada T, Doppalapudi H, Litovsky SH, et al. Challenging radiofrequency catheter ablation of idiopathic ventricular arrhythmias originating from the left ventricular summit near the left main coronary artery. Circ Arrhythm Electrophysiol. 2016; 9: e004202.

5) Hachiya H, Hirao K, Nakamura H, et al. Electrocardiographic characteristics differentiating epicardial outflow tract-ventricular arrhythmias originating from the anterior interventricular vein and distal great cardiac vein. Circ J. 2015; 79: 2335-44.

6) Lin C-Y, Chung F-P, Lin Y-J, et al. Radiofrequency catheter ablation of ventricular arrhythmias originating from the continuum between the aortic sinus of Valsalva and the left ventricular summit: Electrocardiographic characteristics and correlative anatomy. Heart Rhythm. 2016; 13: 111-21.

7) Hayashi T, Santangeli P, Pathak RK, et al. Outcomes of catheter ablation of idiopathic outflow tract ventricular arrhythmias with an R wave pattern break in lead V2: A distinct clinical entity: outflow tract VT with pattern break in lead V2. Cardiovasc Electrophysiol. 2017; 28: 504-14.

8) Santangeli P, Marchlinski FE, Zado ES, et al. Percutaneous epicardial ablation of ventricular arrhythmias arising from the left ventricular summit outcomes and electrocardiogram correlates of success. Circ Arrhythm Electrophysiol. 2015; 8: 337-43.

9) Nagashima K, Choi E-K, Lin KY, et al. Ventricular arrhythmias near the distal great cardiac vein clinical perspective. Circ Arrhythm Electrophysiol. 2014; 7: 906-12.

〈林 達哉〉

JCOPY 498-13712

2 crux 領域の心室性不整脈

1 解剖

　心臓下面において，右房，左房，右室，左室の四腔に囲まれた領域を，crux 領域と呼んでいます．crux とは最も重要な点，十字架などを示す言葉でありますが，四腔が一同に会し，かつ四腔により見かけ上の「十字架」が形成されるこの場所は，まさに crux と呼ぶべき領域と考えられます．なお 図14 に示すように，実際は十字架でなくやや斜めにずれた形となっていることに注意して下さい．

2 解剖に関する専門用語

　LV summit 領域でも示されたように，心外膜起源心室性不整脈は心外膜側で近接している静脈の存在を理解することが重要です．crux 領域においては 図15 で示した通り，十字架の心尖部方向（左室と右室の間）を middle cardiac vein（MCV）が灌流しています．実際のカテーテルアブレーションにおいては，MCV に留置したカテーテルが最早期興奮部位であった場合に crux 起源不整脈と診断されることが多く，また MCV からの通電でアブレーションに成功することもあり，crux 領域において MCV はきわめて重要な静脈です 図15 ．

　crux 領域も LV summit と同様，2 つの区分に分けられています．crux 領域のうち，より心基部側となる basal crux と，より心尖部側となる apical crux です．こ

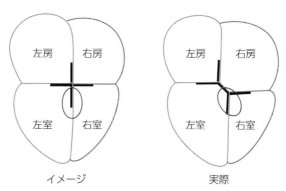

図14 心室性不整脈における crux 領域

（MacAlpine 教科書より改変）

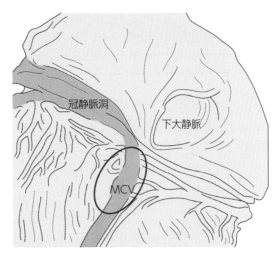

図15 心室性不整脈における crux 領域

MCV: middle cardiac vein（中心静脈）

の 2 つの区分は解剖学的構造物により隔てられているわけではなく，MCV 入口部より 2 cm 以内に起源がある場合を basal crux と呼び，2 cm より大きく心尖部側に起源がある場合を apical crux と呼ぶ定義となっています **図16** [1]．

3 ｜ crux 領域起源を疑う心電図の特徴

crux 領域の心室性不整脈は下記心電図特徴を持つことが知られています [3]．

① 左室下面起源であることから，下壁誘導は上方軸を示します．多くの場合，QS パターンとなります．

② 心室中隔付近から左側へ興奮ベクトルが伝播するため，Ⅰ誘導で陽性（R 波）となります．

③ V_2 誘導で R ＞ S となります．一方，V_1 誘導は R ＞ S のことも R ＜ S のこともあり，つまり心室性不整脈の波形としては右脚ブロック型のこともあれば，左脚ブロック型のこともあります．なお crux 領域起源心室性不整脈では，V_2 誘導における R 波が V_1, V_3 のどちらの R 波よりも大きくなることがしばしば観察されることが知られています．この所見は前述した，LV summit を起源とする心室性不整脈における「R wave pattern break in lead V_2」（左冠動脈前下行枝近傍起源だと V_2 の R 波が $V_{1,3}$ の R 波と比較して小さくなる所見）の逆となる現象であり，「reverse pattern break in lead V_2」と呼ばれています．心外膜側が不整脈起源である場合に，

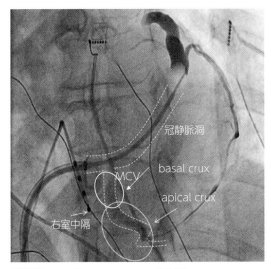

図16 cardiac crux area（LAO）

MCV: middle cardiac vein（中心静脈）

（Kawamura M, et al. Heart Rhythm. 2015 ;12: 1137-44[2]より改変）

心臓の頂部（summit）と下面（crux）のどちらでも V_2 誘導が特異的な変化を示すのは，大変興味深いです．なお reverse pattern break in lead V_2 は，中隔基部起源心室性不整脈のうち，左室中隔下部側でも出現することが Kotake らにより報告されており[4]，crux 領域と合わせ，起源推定の一助となります **図17**．

④ 心外膜起源を推定する心電図特徴として，Maximum Deflction Index（MDI）という指標が知られています[5]．図で示すように，QRS の立ち上がりから胸部誘導における最速の R 波頂上までの間隔を，QRS 間隔で除したものがその値となり，原著ではこの値が 0.55 以上であった場合に心外膜起源である可能性が高いとしています **図18**．crux 起源は心外膜起源であり，実際に MDI が 0.55 より大きくなることが知られています．

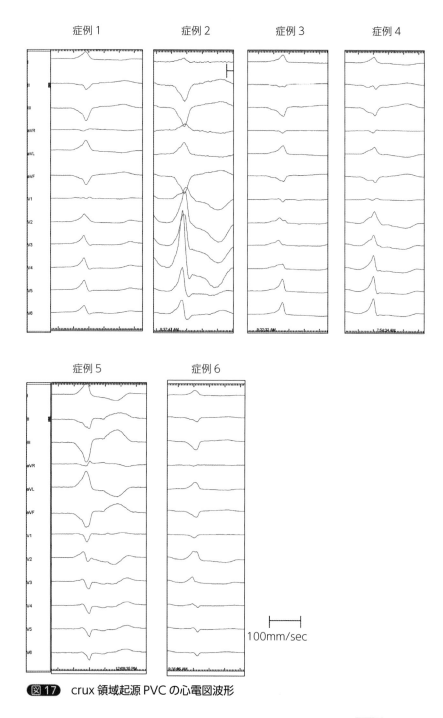

図17 crux 領域起源 PVC の心電図波形

JCOPY 498-13712

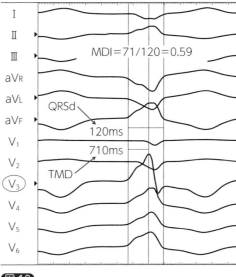

図18

（Daniels DV. Circulation. 2006; 113: 1659-66）[5]

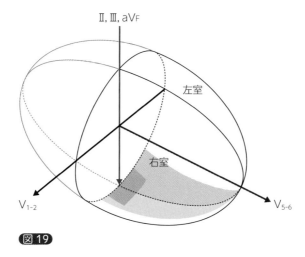

図19

KEY POINT

LV Crux 疑う心電図の特徴

① 上下方向（赤）Ⅱ, Ⅲ, aVF 誘導で深い QS 波（上方軸）

② 前後方向（黒）: V₂ で陽性 R 波　ただし V₁ 誘導は R 波, rS, QS など多様であり，左脚ブロックパターン，右脚ブロックパターンともにある.

③ basal crux で V₅₋₆ で R だが，apical crux で（茶）: V₅₋₆ で S 波（後述）

なお，crux 領域は心外膜起源となることから下壁誘導は完全に QS パターンとなり，原則として initial の r 波も見られません. 逆に，最初に心室筋外側から内側へ局所心筋が興奮することを反映して，しばしば initial q 波が見られます. 左室下壁起源心室性不整脈においては，下壁誘導で initial q 波があると心外膜側起源であるとする報告があり，crux 領域にもこの所見が当てはまるものと考えられます **図20** [6].

図17 に示した crux 起源心室性不整脈も，おおむね initial q 波を認めています.

4 | crux area の詳細な部位診断

鑑別1　apical crux か，basal crux か

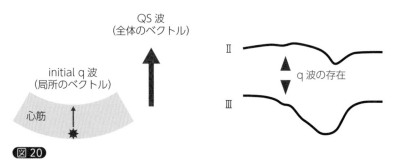

図20

(Valles E, et al. Circ Arrhythm Electrophysiol. 2010; 3: 63-71[6] とオリジナル図)

　前述の通り，MCVより2cm以内に起源がある場合をbasal crux起源と呼び，そして2cmより大きく離れて心尖部側に起源がある場合をapical crux起源と呼んでいます．MCVはより心尖部方向に行くにつれ血管径が狭小化するため，アブレーション時の抵抗値が高値となり，結果的にMCVからの通電でapical crux起源心室性不整脈を治療するのは困難となります．このため，apical cruxの場合は必然的に心外膜アプローチが必要になる場合が多いとされています．また心電図の特徴として，apical cruxの場合はより心尖部側に起源を持つためV$_6$誘導でS波が大きくなり，rS波形となることが知られています[1]．一方basal cruxにおいては，より心基部側となることを反映し，V$_6$誘導はR波となります．このようにbasal cruxとapical cruxでは治療戦略と心電図的特徴とが異なるため，両者を区別して考える必要があります．

 crux領域と近接する部位との鑑別

　Kawamuraらは，右脚ブロックで上方軸を示す心室性不整脈の心電図鑑別について考察しています．apical crux領域，左室後乳頭筋，左脚後枝をそれぞれ起源とする心室性不整脈の12誘導心電図を比較すると，apical crux領域である場合は心外膜側起源であることを反映して前述のMDI値が大きくなり，0.55以上となることが多いと報告しています．その上で，aV$_R$がR波形であること，あるいはV$_6$リードがQSまたはr/S比が0.15以下である場合に，apical crux領域起源心室性不整脈の可能性が高いと報告しています[2]．

5 ｜ crux起源不整脈の12誘導心電図診断アルゴリズムのまとめ

　鑑別2であげたapical crux領域と左室後乳頭筋，左脚後枝起源を鑑別する12誘導心電図特徴をまとめた図表をあげておきます　図21　．crux領域心室性不整脈の基本的心電図特徴である，I誘導で陽性，下壁誘導で深いQSパターン，V$_2$誘導でR＞Sをまず覚えておき，その上で下記アルゴリズムも活用して，鑑別をして行きましょう．

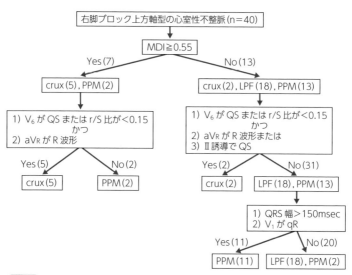

図 21

PPM: posteriro papilallry muscle（後乳頭筋），
LPF: left posteior fascicular（左脚後枝）
（Kawamura M, et al. Heart Rhythm. 2015; 12: 1137-44[2] より改変）

◆文献

1) Kawamura M, Gerstenfeld EP, Vedantham V, et al. Idiopathic ventricular arrhythmia originating from the cardiac crux or inferior septum: Epicardial idiopathic ventricular arrhythmia. Circ Arrhythm Electrophysiol. 2014;7:1152-8.

2) Kawamura M, Hsu JC, Vedantham V, et al. Clinical and electrocardiographic characteristics of idiopathic ventricular arrhythmias with right bundle branch block and superior axis: Comparison of apical crux area and posterior septal left ventricle. Heart Rhythm. 2015; 12: 1137-44.

3) Doppalapudi H, Yamada T, Ramaswamy K, et al. Idiopathic focal epicardial ventricular tachycardia originating from the crux of the heart. Heart Rhythm. 2009; 6: 44-50.

4) Kotake Y, Campbell T, Bennett RG, Clinical and electrophysiological characteristics of ventricular tachycardias from the basal septum in structural heart disease. JACC: Clin Electrophysiol. 2021; 7: 1274-84.

5) Daniels DV. Idiopathic epicardial left ventricular tachycardia originating remote from the sinus of valsalva: Electrophysiological characteristics, catheter ablation, and identification from the 12-lead electrocardiogram. Circulation. 2006; 113: 1659-66.

6) Valles E, Bazan V, Marchlinski FE. ECG Criteria to identify epicardial ventricular tachycardia in nonischemic cardiomyopathy. Circ Arrhythm Electrophysiol. 2010; 3: 63-71.

〈林 達哉〉

索 引

そのPVCはどこから？
12 誘導心電図からのアプローチ　　　ⓒ

発　行	2022年9月20日　1版1刷
	2023年3月20日　1版2刷
	2023年10月25日　1版3刷

監修者　　ＥＰ大学

編著者　　小竹康仁

　　　　　永嶋孝一

発行者　　株式会社　中外医学社

　　　　　代表取締役　青木　滋

　　　　　〒162-0805　東京都新宿区矢来町62

　　　　　電話　（03）3268-2701（代）

　　　　　振替口座　00190-1-98814番

印刷・製本／横山印刷㈱　　　　　　〈HI・YT〉
ISBN978-4-498-13712-7　　　　　　Printed in Japan